Japanese Journal of Nursing

JJN SPECIAL

No. 88

岩田充永 ●著
藤田医科大学救急医学・総合内科学 教授

急変予防＆
対応ガイドマップ

高齢者救急

Q

医学書院

本書を読まれるみなさんへ

● ──高齢者の救急を避けては通れない!!

「日本は急速に社会の高齢化が進み……」という文言をいろいろな機会に聞くようになりました。確かに街でも多くの高齢者をみかけます。元気に孫と散歩をする、旅行をする、ファミレスに集まってお茶をする……。そんな高齢者が増えることは国の豊かさの表れであり、素敵なことなのですが、残念ながら高齢者は少しの事で怪我を負ったり体調を崩しやすくなっています。そのため、高齢者の増加は高齢救急患者の増加に直結します。

そんな現代に働くわれわれ医療従事者は──小児科、新生児科だけで勤務しない限り──高齢者救急は避けることができない分野となりました。

しかし、病院で救急医療に従事している看護師さんの中には、救急隊からのホットラインで「傷病者は86歳で……」と連絡が入った瞬間にモチベーションが下がってしまう医師の姿を目撃した方も少なくないでしょう。あるいは介護施設で働いているみなさんの中には、元気がなさそうな入所者の受診依頼の電話を病院にかけたら、露骨に不機嫌な対応をされた経験がある方も数多くいらっしゃると思います。

なぜ、このようなことが起こってしまうのでしょうか？

残念なことですが、この国で高齢者救急はあまり熱心に考えられてきた分野ではありません。老年医学の専門家の多くは、認知症や動脈硬化、あるいはアンチエイジングといった老化に対する研究が専門分野ですし、救急医学の専門家の多くは、外傷や熱傷、ショックなど重篤な病態への対応が主たる専門分野でした。専門分化がどんどん進んでいる医学の分野で、ただでさえ狭間に陥りそうな老年医学と救急医学の、さらにその狭間に高齢者救急は追いやられてきたのです。

● ──あいまいな高齢者救急こそ力の見せ所

高齢者救急は、診断がはっきりしない、病気以外にもたくさんの問題がある、治療がうまくいってもそれだけでは患者の幸福にはつながらない、など一言でいえば「あいまいさ」が特徴です。この「あいまいさ」こそが高齢者救急の難しさの正体です（専門性を求める

医療者が距離を置く原因でもあります）。

そこで、ともすれば敬遠されがちな高齢者救急に関してあまり疲れないで気楽に読めて、「あいまいさ」が少しでもスッキリする、あるいは、その「あいまいさ」にこそ興味をもてるような本を書くことができないかと思い立ったのが執筆のきっかけです。

●──高齢者に優しい医療者に

人間はみな年をとり、いつかは必ず高齢者になります。どのような格差社会になろうとも、これだけは唯一平等な事実です。この国で医療、福祉に従事する者として、自分の家族、そして自分の将来のためにも高齢者に優しい医療従事者が増えていってほしいものです。

最後に、私の老年医学の恩師に教わった大切な言葉を紹介したいと思います。

「老年医学とは想像と優しさの産物である。いろいろな病気や怪我を経験した医療従事者はいても、誰も老いを経験したことはない。だから、老年医学には想像で臨むしかないのだ。想像のためには優しさが大切なのだ」

本書を手に取ってくださったあなたは、高齢者の救急に対して何かを学びたいと感じた、優しさと想像力に富んだ素敵な医療従事者であると思います。さあ、一緒に高齢者救急について学びましょう!!

岩田充永

●著者プロフィール

岩田充永（いわた・みつなが）藤田医科大学救急医学・総合内科学 教授

1998年名古屋市立大学医学部卒業。名古屋掖済会病院救命救急センター勤務後、2012年10月より現職。学生時代はオーケストラに熱中していましたが、なんとか医師免許を取得。これまでに、主に老年医学、救急医学、内科学の研修をし、それぞれの道で、尊敬すべき素敵な医療者に指導を受けることができました。優れた演奏者が集まっただけではオーケストラの美しいハーモニーは生まれません。高齢者救急も、患者さんやご家族の幸福につながるためには、看護師、介護福祉士、薬剤師、医師など多くの職種の"アンサンブル"がとても重要であると日々実感しています。

目次 contents

本書を読まれるみなさんへ………2
本書の見方………8

高齢者の身体的・生理学的特徴
――注意するべき14の場面　　　9

高齢者の救急受診
――5つの特徴と注意点　　　17

高齢者のアセスメント・初期対応　　　25

1【元気なし】
「元気がなくて動けません」
（漠然とした訴えからの情報収集）…………26

2【転倒】
「転んで怪我をしました」
（背後の急病は？ 高齢者に多い外傷・骨折の解説）…………34

3【認知症】
「急にわけがわからないことを言います。認知症でしょうか？」
（認知症とせん妄の違い、背後の急性疾患）…………42

●ブックデザイン：
遠藤陽一＋国友幸子
（デザインワークショップジン）
●イラスト：
matsu（マツモト ナオコ）、
田添公基

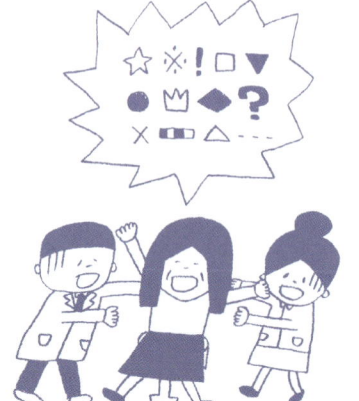
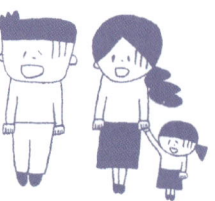

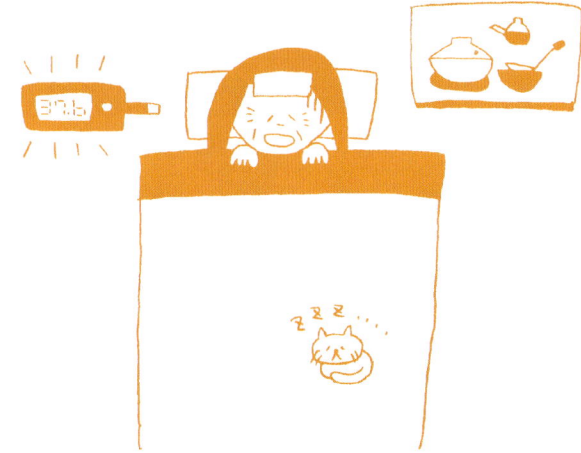

4 【発熱】
「発熱といってもたいした熱じゃないし、大丈夫ですよね？」
（頻度が高い感染症、見逃しやすい感染症）………… 48

5 【便秘】
「お腹を痛がっています。便秘症でしょうか？」
（こわい血管疾患、見落としやすい閉鎖孔ヘルニア、便秘）………… 54

6 【意識障害】
「意識がありません」
（失神とけいれんの鑑別、失神の対応法）………… 60

7 【呼吸困難】
「呼吸が苦しそうです」
（喘息？ COPD？ 心不全？）………… 68

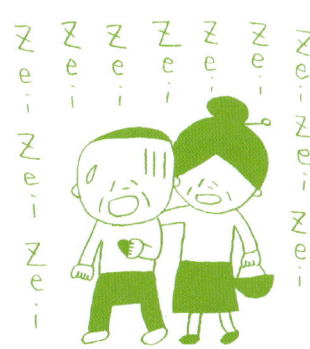

8 【失神】
「意識を失ったようです。今は回復しましたが……」
（一過性意識消失をTIAと言ってないか？）………… 78

9 【胸痛】
「胸を苦しがっています」
（3大重篤疾患、虚血性胸痛の初期対応）………… 86

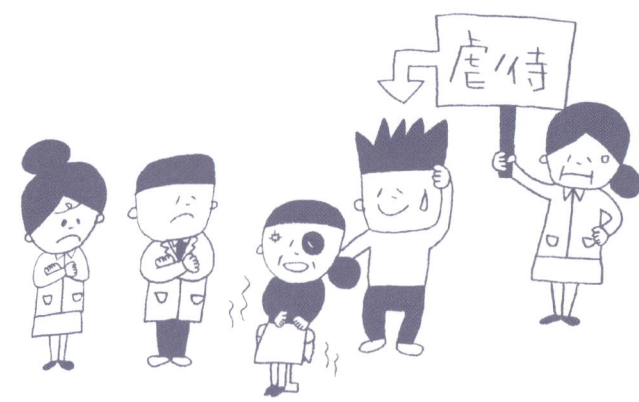

10 【めまい】
「**めまいがします**」
（めまいやふらつきの評価）………**96**

11 【ショック】
「**顔色が悪いようです。もしかしてショック？**」
（ショックの鑑別、初期対応）………**102**

12 【虐待】
「**これって虐待？**」
（高齢者虐待への対応法）………**110**

13 【介護疲労】
「**入院させてもらえませんか？**」
（介護ストレスへの対応法、介護保険）………**116**

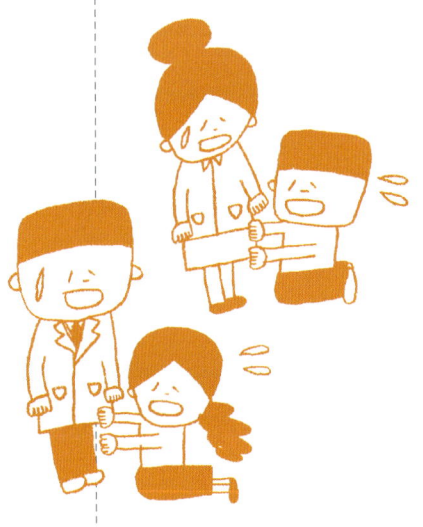
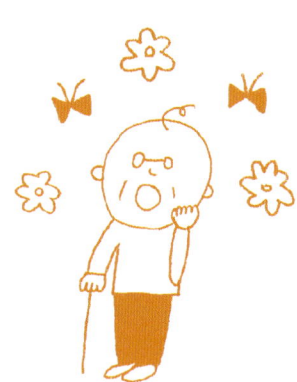

Q&A

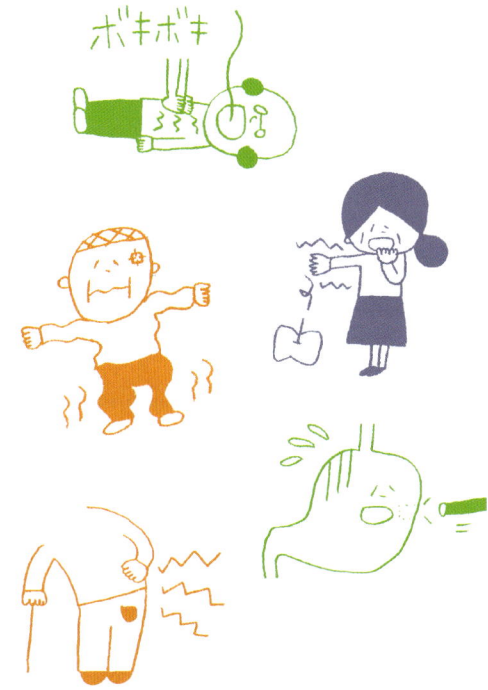

Q 高齢者の心肺停止症例で胸骨圧迫を行うと肋骨が折れてしまうのではないかと心配になります。………124

Q 麻痺をきたしている高齢者のアセスメントではどこに注意するべきですか?………125

Q 目の前でけいれんを起こした患者さんの対応をする時の注意点は?………126

Q 胃ろうが抜けてしまった時、応急処置はどうしたらよいでしょうか?………127

Q 腰痛の高齢者のアセスメントでは何に気をつけるべきでしょうか?………128

PICK UP

- ▶高齢者増加のスピード………31
- ▶外傷看護アプローチ………41
- ▶高齢者と薬………65
- ▶低流量システムによる酸素投与………73
- ▶呼吸困難のフィジカルアセスメント………77
- ▶意識レベルの評価………83
- ▶注意が必要な高齢者の検査値………91
- ▶心電図の誘導………95
- ▶要介護高齢者が生活する施設………123

文献………130
索引………131

本書の見方

ケースごとに、
次の要素で構成してあります。

初期アセスメント
→対応の流れ
各ケースのアプローチの流れを
チャート形式で解説しました。
注意点やポイントもしっかりチェック！

症例
病院で高齢者を受け入れる場面や、問い合わせへの対応などのシーンをあげました。
患者さんに対し具体的にどのように対応するか、施設や病棟で急変を予測し、見逃さないために高齢者のどこに注意すべきかを解説していきます。

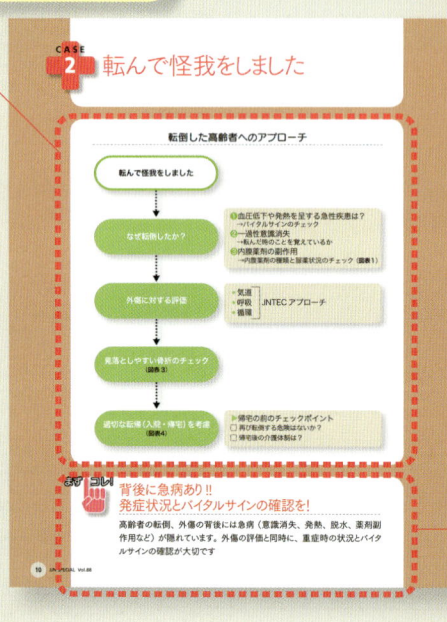

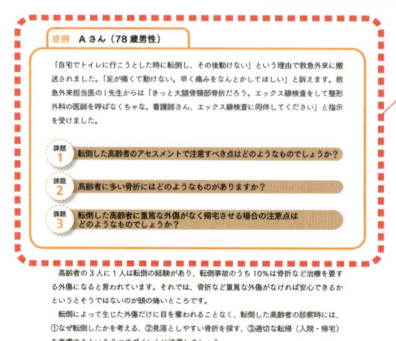

まずコレ！
各ケースのような場面に遭遇した際に、"まずコレだけは"しなくてはならない対応をあげました。急変はいつ起こるかわかりませんので、必ず覚えましょう。

キケンな一言！
ついつい言ってしまいがち（考えがち）な一言にも危険が潜んでいます。高齢者の対応に慣れてきたときこそ、実はあぶない!?

課題
各ケースではどこを理解すべきなのかを意識しながら読み進めてください。

実践例
課題に対してどのような対応をするか、具体的に例示しました。

ココがポイント！
ケースごとのポイントや対応のツボをまとめました。

高齢者の身体的・生理学的特徴

注意するべき14の場面

高齢者はただの成人の延長ではありません。高齢者をケアするにあたっては、加齢による身体機能の衰えや、既往歴や常用薬、基礎疾患など様々なことを考慮する必要があります。
さらに、高齢者には"症状がでにくい"という特徴もあり、判断の難しいケースも多いと思います。
ここでは、まず「高齢者は老化によってどのような身体的・生理的な変化が生じるか」「どのようなことに注意しなければならないか」を解説します。

老化とは？

　高齢者の特徴を理解するには、「老化」という言葉を知っておく必要があります。

　老化（aging）とは、「加齢に伴う生理機能の減退、つまり、生態の恒常性（ホメオスターシス）維持能力が減退し、ついには崩壊してしまう一連の過程である」という大そうな定義がありますが、要するに「今までは当然のように保たれていた生体のいろいろな機能が徐々に衰えていき、やがては失われてゆく流れ」というようなものと考えればよいと思います。

　老化は非常にゆっくりと進行するので、それまで元気だった高齢者が「ある日突然体調が悪くなった」という理由で病院を受診した場合は、老化が原因ではありません。もしも経験の少ない医療者が「今日の症状は年のせいですよ……」などと安易に説明していたら厳重な注意が必要です。

　どこの病院にも、高齢者について「一見するとそれほど重症感が無いにもかかわらず、じつは○○（重症疾患）であった……」という類の先輩医療者からの言い伝えが存在すると思います。これは、高齢者の発症様式が非典型的となりやすいことと関連しています。つまり、老化自体は直接の救急受診の理由にはなりませんが、老化が原因で重篤な疾患の診断の遅れや重症度評価の誤り（アンダートリアージ）につながる危険があるのです。

　そこで、この章では「高齢者は、老化によってどのような生理的・身体的影響を受けるのか」を簡潔に紹介し、「注意するべき場面」を解説します。

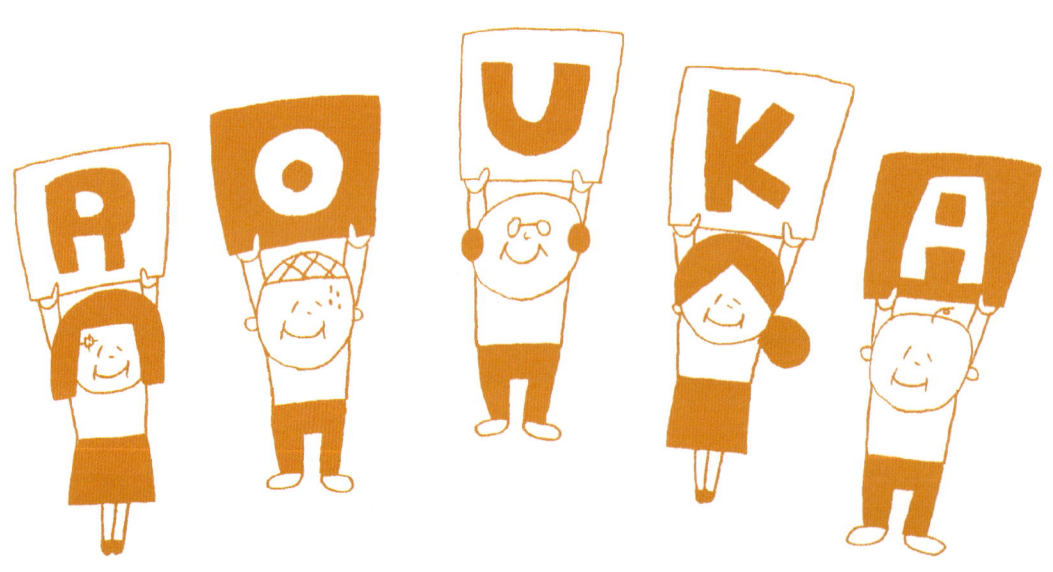

加齢による血液・免疫系への影響

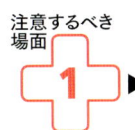

▶ 発熱といっても、それほどでもないから心配ない？

　加齢によって基礎体温は低下し、同時に、外因性・内因性の発熱物質に対しての視床下部体温中枢の反応も低下してきます。

　このため、高齢者は感染症に罹患しても発熱しないことがあります。実際に、命にかかわるような重症感染症で救急外来を受診した高齢者の20〜30％は発熱をきたしていなかったといわれています。高齢者では重症感染症の症状がADL低下やせん妄など漠然としたものであることが多く、発熱だけを手がかりにしていると見落とす危険があります。

- 高齢者は、感染症でも発熱しないことがある

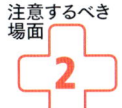

▶ 貧血は年齢の影響？

　確かに加齢とともにヘモグロビンの値は下がる傾向がありますが、年齢によって基準値を変えるほど下がるわけではありません。

　高齢者の血液検査で貧血をきたしているのに、「年のせいじゃないの……」と安易に考えてしまうことがありますが、高齢者の貧血の背後には、胃がん、大腸がん（体重減少＋貧血）や多発性骨髄腫（腰痛＋貧血の組み合わせでは必ず疑う）など悪性腫瘍が潜んでいることが多くあります。貧血を見たら悪性腫瘍を考え、黒色便、体重減少、食欲不振、腰痛など随伴症状を確認する習慣をつけましょう。

- 高齢者の貧血を年のせいにするな！ 背後に悪性腫瘍の影あり
- 随伴症状（腰痛や食欲不振など）をチェックせよ

加齢による消化器系への影響

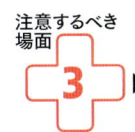

▶ 食欲がないのは年のせい？

　加齢とともに食が細くなることがありますが、背後に悪性腫瘍、抑うつ、薬剤の副作用・相互作用などが隠れていることも少なくありません。

　あまり認識されていませんが、高齢者が内服する多くの薬剤は食欲低下をきたす可能性

があります。訴えが多い高齢者には処方される薬の数が増えてしまいがちですが、「この症状は薬剤の副作用ではないか」を疑い内服薬剤の内容を検討することは非常に重要です。

- 高齢者の食欲不振は、悪性腫瘍、抑うつ、薬の副作用をチェックすべし

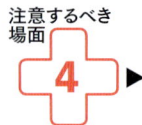

注意するべき場面 4 ▶ 便秘は年のせい？

加齢により腸管運動は低下し、高齢者は便秘傾向になります。高齢者の便秘が「年のせいだから」と長期間放置されると宿便性イレウスを呈することがあり、腹痛や腹部膨満がひどい場合は下剤の処方などが必要になります。また、大腸がん（特に直腸がんや左半結腸がん）では便秘が初発症状のことがあるため、しつこい便秘では、一度は悪性腫瘍の検索が必要です。

三環系抗うつ薬など抗コリン作用の強い薬剤が腸管運動低下を増悪させている場合もあるので、薬剤内服歴の聴取が大切です。

- 高齢者の便秘の背後に悪性腫瘍の影あり

加齢による呼吸器系への影響

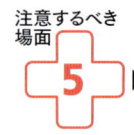

注意するべき場面 5 ▶ 高齢者だから肺炎になっても仕方がない？

「肺炎は老人の友である」という言葉があるくらい、昔から肺炎は高齢者の死亡原因の上位を占めるものでした。なぜ加齢と共に肺炎が増加するかといえば、線毛細胞の機能低下や嚥下反射・咳反射低下による不顕性誤嚥（気がつかないうちに誤嚥している）が増えるからです。特に脳卒中や胃食道逆流症の既往がある高齢者は誤嚥性肺炎のリスクが高くなります。

高齢者の肺炎は若年者に比べて治療に難渋することが多く、死亡率も高いため、口腔ケアやワクチン接種（インフルエンザワクチンや肺炎球菌ワクチン）などの予防が重要になってきます。

- 高齢者の肺炎では誤嚥性肺炎を考慮する
- 口腔ケア、ワクチン接種など予防が大切

加齢による腎・泌尿器系への影響

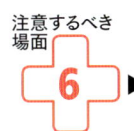

血清クレアチニン値は正常だから、腎機能は問題ないのでは？

加齢と共に糸球体濾過値（GFR）は低下します。しかし同時に筋肉量も低下してくるため、GFRの低下が血清クレアチニン値に反映されません。そのため、血清クレアチニン値のみで腎機能を推定してしまうと、造影剤や種々の薬剤の使用量が過剰になり、思わぬ副作用を生じる危険があります。

最近はeGFRといって年齢、性別、血清クレアチニン値からGFRを推定する計算式が開発され、血液検査をすると自動的に報告される施設も増えてきました。高齢者の腎機能は血清クレアチニン値で評価するのではなくeGFRで評価するようにしましょう。

- 高齢者は腎機能低下があっても、血清クレアチニン値が上昇しない
- 腎機能はeGFRで評価しよう

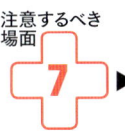

高齢者だから尿路感染症になるのは仕方がない？

加齢とともに、前立腺肥大症や脳梗塞後遺症による神経因性膀胱でおこる尿失禁・尿閉など排尿障害の頻度が増加します。

これらの変化は尿流障害をきたし、尿路感染症や腎後性腎不全の原因となります。「ただの尿路感染症でしょう」と安易に考えて、抗菌薬投与による尿路感染症治療だけで終了してしまうと、再発のリスクが高く、背後に重篤疾患が潜んでいても発見が遅れてしまいます。男性の尿路感染症や高齢女性の繰り返す尿路感染症では、治療後に尿路の形態的・機能的評価をすすめるべきです。

- 高齢者が尿路感染症を繰り返す場合は、背後の尿流異常を検索すべし

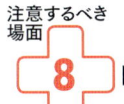

側背部が痛いって、それは尿路結石じゃないの？

若年者は尿濃縮力機能が保たれているため、夜間就寝中はあまりトイレに起きません。しかし、尿が濃縮されるために深夜から早朝にかけて尿路結石による疼痛発作がおこりやすくなります。

一方、高齢者は加齢とともに尿濃縮力が低下するために夜間も多尿になります。尿が濃縮されないので尿路結石による疼痛発作がおこることは非常にまれです。高齢者で「尿路

結石かな？」と思った場合は腹部大動脈瘤や腎梗塞など血管疾患を最初に鑑別するべきです。

- 高齢者の尿路結石は非常に珍しい
- 「尿路結石かな？」と思ったら、腹部大動脈瘤を心配すべし

加齢による神経系への影響

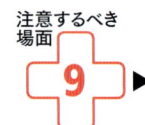

急にぼけたって、それは認知症じゃないの？

　加齢によって、神経細胞数の減少や軸索変性など神経細胞の変化は起こりますが、それだけでは認知機能障害や行動異常をきたすことはありません。

　認知症の原因には、アルツハイマー型認知症、レビー小体型認知症、脳血管障害などの疾患がありますが、これらの発症と進行は月〜年単位と非常にゆっくりであるのが特徴です。したがって「高齢者がぼけた」といって救急外来を受診する場合は、数時間〜日単位の急速な発症である場合がほとんどであり、認知症ではなく、急病によるせん妄や慢性硬膜下血腫などの疾患を考慮する必要があります。

- 高齢者が急にぼけたら認知症ではなく急病によるせん妄と慢性硬膜下血腫を疑う

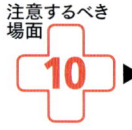

それほど痛がっていないから重症ではない？

　加齢に伴い自律神経系の機能が低下してきます。

　このため、体に緊急事態が発生してもカテコラミンの放出やカテコラミンに対する感受性が低下したり、疼痛閾値の上昇（痛みを感じにくくなる）がおこります。このため、心筋梗塞や急性腹症（消化管穿孔、虫垂炎穿孔等）などが生じても若年者に比べて痛みの訴えが軽くなってしまい、診断が遅れることがあります。

- 高齢者は重篤疾患でも痛がらない！ 痛みが軽いからといって油断しないこと

加齢による循環器系への影響

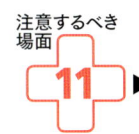

血圧が高いので、大急ぎで下げなきゃ？

　加齢とともに収縮期血圧が上昇する傾向があります。

　これは加齢とともに末梢血管抵抗が増大するためです。高血圧症治療ガイドラインでは、収縮期高血圧の高齢者においても、長期的には若年者と同様の目標値（140/90mmHg程度）にコントロールすることが推奨されていますが、普段、高血圧であった高齢者に急激な降圧をはかると臓器血流不全をきたす危険があります。

　「血圧を測ったら高かったので心配だ」という理由で病院を受診する高齢者も多くいますが、高血圧による臓器障害がない無症候性の高血圧では緊急の降圧は避けるべきです。急性肺水腫などで緊急に降圧が必要な場合も、尿量などを確認しつつ慎重に降圧を行う配慮が必要です。

●高齢者の急激な降圧は、急性腎障害をきたすリスクあり！

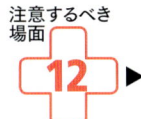

心駆出率（EF）が保たれているので心不全ではない？

　呼吸困難や全身の浮腫など心不全を疑う症例では、心エコー検査が行われます。心エコー検査で測定される心駆出率（EF：Ejection Fraction）が低値で、収縮機能が低下している場合（収縮障害型心不全）は心不全の診断に苦慮することはないのですが、心エコーでEFが正常だからといって心不全を否定できないことを理解しておいてください。

　左室収縮能は加齢によって変化しませんが、心筋コンプライアンス（心臓の筋肉のしなやかさをイメージしてください）は低下するため、左室の拡張能（拡がりやすさ）は低下していきます。このため、高齢者ではEFが正常な拡張障害型心不全の割合が増加してきます。また、高齢者の場合、心室充満・心拍出の5〜40％を心房収縮に依存しているため、発作性心房細動（pAF: paroxysmal Atrial Fibrillation）をきたして心房収縮が障害されただけでも急性心不全をおこすことがあります。

●高齢者では、EFが正常な心不全あり
●高齢者は、発作性心房細動だけでも心不全の危険あり

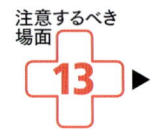 **注意すべき場面 13 ▶ 吐血といっても頻脈じゃないので、それほど大した出血量ではないのでは？**

　安静時（ストレスがかかっていない状態）における心拍数は加齢で変化しませんが、運動やストレス負荷に伴う心拍数の反応は加齢とともに低下します。

　これは、ストレス負荷がかかった時に分泌されるカテコラミンに対して感受性が低下してくることが原因と考えられます。つまり、生体に緊急事態が発生して内因性のカテコラミン分泌が亢進しても高齢者では頻脈にならないことがあるのです。

　若年者では外傷や消化管出血で出血性ショックをきたす場合は血圧が下がる前に頻脈になるため、頻脈は出血性ショックの早期診断の手がかりとして有用なのですが、高齢者では大出血をきたしても頻脈にならないため、「頻脈じゃないから大した出血量じゃないでしょう」と誤解しないように注意が必要です。特に普段から高血圧症・狭心症・心房細動などの治療で心拍数上昇を抑制する薬剤（β受容体遮断薬、ジルチアゼムやベラパミルなどのカルシウム拮抗薬、ジギタリス等）を内服している高齢者は要注意です。

●高齢者は、出血をきたしても頻脈にならない

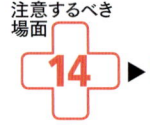 **注意すべき場面 14 ▶ 今は技術も進歩しているのだから、高齢者でもカテーテル検査を積極的に行うべきでは？**

　加齢とともに血管壁にエラスチン量減少、コラーゲン線維の増加、石灰化など動脈硬化性変化がおこります。動脈硬化部分にひび割れをきたすと（粥腫（じゅくしゅ）破綻といいます）、そこに血栓（血の塊）が付着して血管が閉塞してしまいます。高齢者になると、急性心筋梗塞、脳梗塞、腎梗塞、上腸間膜動脈閉塞など血管が詰まる病気が多くなるのは、動脈硬化の影響があるためです。

　最近は技術が発達し、高齢者でもカテーテル検査が積極的に行われるようになりました。しかし不用意なカテーテル操作を行うと、動脈硬化をきたした血管壁を傷つけてコレステロールの結晶を全身にまき散らしてしまうことがあります。これをコレステロール塞栓症といい、多臓器不全をきたす恐ろしい合併症です（足の血管にコレステロール塞栓がつまると足が「青い靴」をはいたように真っ青になるので、海外では"blue toe〈青い靴〉症候群"と呼ばれています）。

●高齢者の血管は硬くて詰まりやすい！　常に血管疾患（心筋梗塞、上腸間膜動脈閉塞、腎梗塞、脳梗塞など）を考慮する
●高齢者におけるカテーテル検査では、コレステロール塞栓症を警戒すべし

高齢者の救急受診

5つの特徴と注意点

高齢者をケアしていて「何かがおかしい」「いつもと何かが違う」と感じたが、具体的に何が違うかがわからないままになり、後で病状が悪化したり急変がおこったりした経験はありませんか。ここでは高齢者が救急受診する際の特徴と注意点を解説していきます。受診時の対応はもちろん、救急受診をする前に急変や状態の変化を"見逃さない""予測する"ための基礎知識を身につけてください。

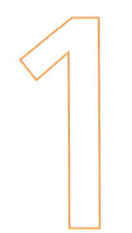

1 典型的な疾患が非典型的な症状であらわれる

手がかりは病歴聴取から

　肺炎や心筋梗塞といったよく遭遇する疾患も、高齢者では咳・発熱あるいは胸痛という典型的な症状ではなく、「食事が摂取できない」とか「汗をかいている」というような非典型的な症状で表れる場合が多くあります。「いつもはできていることが今日はできない」も重篤な疾患のサインである可能性があります。重篤な疾患を見逃さないためには、高齢者本人、時には家族や介護者から慎重に病歴聴取を行い、「いつもと何が違うのか」をはっきりさせる必要があります。そして「いつもと何が違うか」を理解するためにはADLに注目した問診が大切になります（→P.28）。

　「今日はどうされましたか？」と尋ねても、「今日は天気が悪くて〜それで、洗濯が……」など、こちらが聞きたい情報とはかけ離れた会話になることがありますが、ここはプロの医療者として粘りが必要です。高齢者の病歴聴取は小児や成人の3倍は時間がかかると、はじめから割り切って臨みましょう。彼らは人生の大先輩です。彼らの話から学ぶことは少なくありません。高齢者と話をすることが好きだという医療者をぜひ目指してください。

家族や介護者からの病歴聴取も重要

　高齢者の中には、認知症などで病歴を正しく話すことができない方もいるので、家族や介護者に同伴してもらって病歴聴取を行うのも1つの方法です。

　患者さんが間違った病歴を話した時に修正してもらえる可能性があります。病院嫌いの高齢者で、私が診察した時にはすでに症状が改善してしまっている方がいました。ご本人は「最初から何ともないんだ！　わしゃ帰るぞ〜」と言って帰宅しようとしたところで、ご家族が「家では胸を押さえて、冷汗をかいて苦しがっていたのです」と伝えてくれたおかげで心筋梗塞を見逃さずにすみました。また、転んで頭を切った高齢者で、ご家族の「倒れた時は白目をむいて意識がありませんでした」という発言のおかげで不整脈発作により意識を失っていたことを発見できた経験もあります。家族の前で親身に病歴聴取を行う姿勢は、家族に「大切に診てもらっている。年寄りだからと軽視されているわけではない」というメッセージを伝えることにもなり、医療トラブルの回避にも役立ちます。

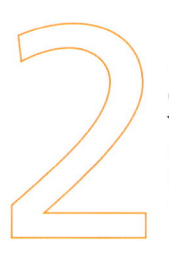

2 基礎疾患が受診理由に関与していることが多い

既往歴はしっかり聞こう

　病歴聴取の中で、既往歴の確認は次の3つの点で大変重要です。

　第1に、「腹部の手術歴がある高齢者の便秘・腹痛だから、腸閉塞から考える」「アルコール性肝硬変のある患者の精神変容だから、低血糖や慢性硬膜下血腫から考える」など高齢者の急病では既往歴が関係していることが多くあります。

　第2に、「腎機能低下の既往がある高齢者に、解熱鎮痛薬を通常の成人と同じような量で処方すると心不全や高カリウム血症をきたす危険があるから使用量を少量にする」「心不全の既往がある患者の脱水なので、輸液はゆっくりのスピードで時間をかけて行う」など薬剤処方や治療の判断材料にもなります。

　第3に、「腎機能低下をきたしている高齢者の場合は、たとえ急性胃腸炎であっても輸液のために入院を考慮する」「肺気腫で在宅酸素療法を行っている高齢者では、呼吸不全の増悪の危険性があるので入院させ経過観察する」など入院・帰宅などその後の対処を決めるうえでの判断材料となります。

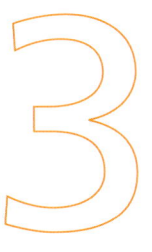

3 内服している薬剤が受診に影響することがある

薬剤内服歴の聴取は必須！

　高齢者は糖尿病、高血圧症、心不全、脂質異常症、骨粗鬆症、便秘症など非常に多くの基礎疾患を抱えていることがあり、そのような場合はたくさんの薬剤を処方されています。複数の医療機関から処方を受けているにもかかわらず、処方内容全体が把握されていないため、薬剤の副作用で入院となってしまったり、反対に内服が確実にされていないことが

原因で救急受診になったり、時には入院にまで至ることも少なくありません。

受診時（入院時）と帰宅（退院）時には、**図表1**のような項目の検討が重要です。

図表1 高齢入院患者の薬剤に関して検討するべきこと

受診(入院)時に検討するべきこと	☐ 処方されている薬剤をすべてリストアップする ☐ 現在の症状が、薬剤の副作用や相互作用による可能性はないか検討する ☐ 薬剤の服薬状況を確認する
帰宅(退院)時に検討するべきこと	☐ 処方薬剤を必要最低限に整理する ☐ ADLや認知機能に問題があって服薬管理に援助が必要な場合は、適切な介護プランを立てる

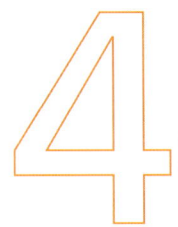

4 生活環境への配慮が求められる

帰宅や入院など転帰の決定には、生活環境が大きく影響する

「命にかかわるような危険なめまいではないが、独居で見守り体制が十分ではないので入院を考慮する」など、病気や怪我の程度はそれほど重症ではない場合も、介護や見守りの体制を把握しましょう。帰宅後も高齢者が安全に生活できるか、内服治療は確実にできるか、再診の約束が守られるかなど生活面への配慮が必要です。

この配慮を怠ると、「発熱で受診した高齢者を帰宅させたら、ふらついて階段から転落して重症な頭部外傷を負ってしまった……」とか「内服薬を処方したにもかかわらず、認知症があってまったく内服されていなかった」というような事態が発生してしまいます。

救急治療の現場では、医師はどうしても病気や怪我の治療にばかり目が行ってしまう傾向があります。このような時こそ「この患者さんは帰宅後にどのような生活をおくるのかしら？」という看護師の洞察力で何らかの介入プランを立てることが高齢者にとっても医師にとっても大きな助けになります。

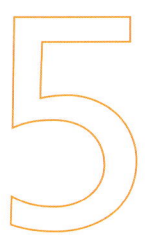

5 精神面への配慮が必要とされる

高齢者の心は繊細である！

医療者は、親しみを込めたつもりで高齢者に対して「おじいちゃん（おばあちゃん）、今日はどうしたの〜」などと話しかけてしまうことがあります。このような話しかけに対して、多くの場合高齢者は何も言いませんが、指摘がないからといって我々に好意を抱いているとは限りません。

我々医療者が「おじいちゃん、おばあちゃん」と呼ぶことで高齢者は心を痛めているという報告もあります。人生の先輩として敬意を払い「〇〇さん」というように名前で呼びかけるべきです（あなたが、病院を受診した小児から「おじさん（おばさん）」と呼ばれたら悲しい思いをしますよね）。

高齢者の心は非常に繊細で、少しの出来事（何か簡単なことができなかったとか、軽くあしらわれたという場合）で抑うつになりやすいです。抑うつを合併すると病気や怪我が改善してもリハビリが進まず、大幅なADL低下をきたすといわれています。

抑うつの評価について

高齢者は少しの生活環境の変化でも精神的な衝撃を受けやすく、抑うつを合併する危険があります。入院高齢者が抑うつを合併すると入院期間が長期となったり、生活能力の低下を招くなど悪循環に陥ってしまいます。「入院後に不眠を訴える」「原因疾患は改善しているのに食欲が低下し、リハビリが進まない」などがあったら早期に抑うつの評価を行い、看護師・精神科医・カウンセラーを交えた医療チームで介入を行う必要があります。抑うつの評価にはGDS-15などの評価ツールがよく用いられます（**図表2**）。

図表2　心の健康チェックのための質問票（GDS-15）

ここ2週間のあなたの様子について伺います。

以下の各項目を読んで、それぞれ「はい」「いいえ」のうち、あてはまるほうに○印をつけてください。

1	毎日の生活に満足していますか	はい	いいえ
2	毎日の活動や周囲に対する興味が減ったと思いますか	はい	いいえ
3	人生は空虚だと感じますか	はい	いいえ
4	毎日が退屈だと思うことが多いですか	はい	いいえ
5	たいていは機嫌よく過ごすことが多いですか	はい	いいえ
6	何か悪いことが自分のみに降りかかるのではないかと漠然とした不安にかられることがありますか	はい	いいえ
7	多くの場合は自分は幸福だと思いますか	はい	いいえ
8	自分が無力だなあと思うことが多いですか	はい	いいえ
9	外出したり何か新しいことをするよりも、家にいたいと思いますか	はい	いいえ
10	何よりもまず物忘れが気になりますか	はい	いいえ
11	今生きていることがすばらしいと思いますか	はい	いいえ
12	生きていても仕方がないという気持ちになることがありますか	はい	いいえ
13	自分が活気にあふれていると思いますか	はい	いいえ
14	希望がないと思うことがありますか	はい	いいえ
15	周りの人があなたよりも幸せそうに見えますか	はい	いいえ

これで、「終了」です。お疲れ様でした。

事業所名

担当者職氏名

実施 前・後 実施日

　　　　　NO 2, 3, 4, 6, 8, 9, 10, 12, 14, 15 の **「はい」1点「いいえ」0点**
　　　　　　　　NO 1, 5, 7, 11, 13 の **「はい」0点、「いいえ」1点**
　　　　　　　　　　　　　　　　　　　　　　　　　　　　　　　　点

うつ予防・支援 様式 1

作成参考：http://www.pref.saga.lg.jp/web/var/rev0/0026/9355/utukojinnyousiki.pdf#search='心の健康チェック GDS'

認知機能の評価について

　一見正常な応対をしている高齢者にも認知機能障害が潜んでいることがあります。認知機能障害を把握しておくことは、退院後の介護計画を立案する際に重要なデータとなります。認知機能評価には長谷川式簡易認知評価スケールや Mini Mental State Examination（MMSE）などが用いられます（**図表3**）。ただこれらを実施する時間がない場合も

❶記銘力の確認（物の名前を3つ覚えてもらう。「さくら、ねこ、電車」など）
❷見当識を確認（「今年は何年ですか？」「今は何月ですか？」「ここは何県ですか？」など）
❸記憶の遅延再生を確認（①で覚えてもらったものを確認する）

の3項目で、ある程度は認知機能障害をスクリーニングできます。

図表3 Mini-Mental State Examination (MMSE)

質問内容回答得点			得点
1（5点）	今年は何年ですか。	年	点
	いまの季節は何ですか。		点
	今日は何曜日ですか。	曜日	点
	今日は何月何日ですか。	月 日	点
	今日は何月何日ですか。	月 日	点
2（5点）	ここはなに県ですか。	県	点
	ここはなに市ですか。	市	点
	ここはなに病院ですか。		点
	ここは何階ですか。	階	点
	ここはなに地方ですか。	（例：関東地方）	点
3（3点）	物品名3個（相互に無関係）		
	検者は物の名前を1秒間に1個ずつ言う、その後、被検者に繰り返させる。		
	正答1個につき1点を与える。3個すべて言うまで繰り返す（6回まで）。		
	何回繰り返したかを記せ	回	点
4（5点）	100から順に7を引く（5回まで）、あるいは「フジノヤマ」を逆唱させる。		点
5（3点）	3で呈示した物品名を再度復唱させる。		点
6（2点）	（時計を見せながら）これは何ですか。（鉛筆を見せながら）これは何ですか。		点
7（1点）	次の文章を繰り返す。		
	「みんなで、力を合わせて綱を引きます」		点
8（3点）	（3段階の命令）		
	「右手にこの紙を持ってください」		
	「それを半分に折りたたんでください」		
	「机の上に置いてください」		点
9（1点）	（次の文章を読んで、その指示に従ってください）		
	「眼を閉じなさい」		点
10（1点）	（なにか文章を書いてください）		点
11（1点）	（次の図形を書いてください）		点

得点合計　　点

満点：30点
20点以下は認知症を疑う

(Folstein MF et al.: J Psychiatry Res 12: 189-195, 1975)

高齢者の
アセスメント・
初期対応

- **CASE 1** ✚ 元気なし
- **CASE 2** ✚ 転倒
- **CASE 3** ✚ 認知症
- **CASE 4** ✚ 発熱
- **CASE 5** ✚ 便秘
- **CASE 6** ✚ 意識障害
- **CASE 7** ✚ 呼吸困難
- **CASE 8** ✚ 失神
- **CASE 9** ✚ 胸痛
- **CASE 10** ✚ めまい
- **CASE 11** ✚ ショック
- **CASE 12** ✚ 虐待
- **CASE 13** ✚ 介護疲労

CASE 1 元気がなくて動けません

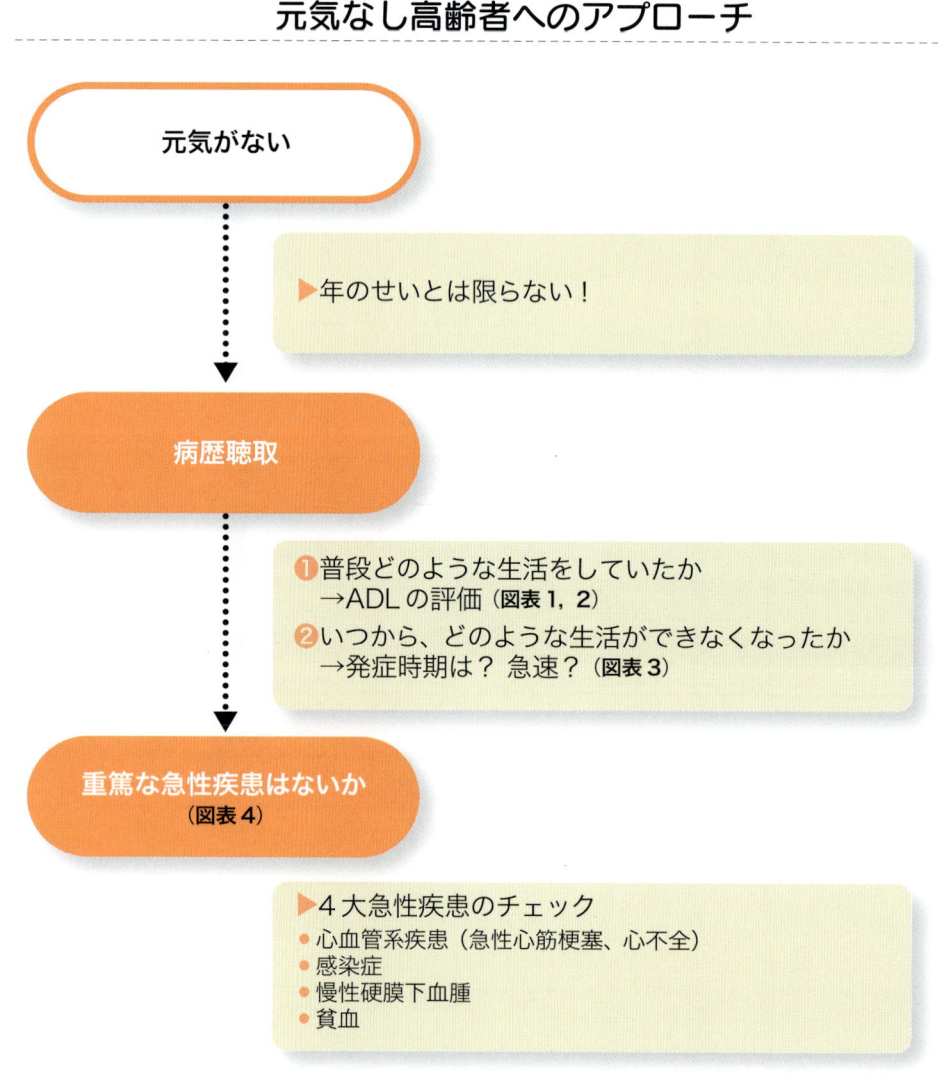

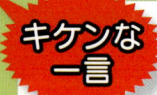 「元気がないのは年のせいでしょう」

高齢者の「元気がない」を安易に年のせいにしてはいけません。
あいまいな病歴は"ADLに注目した病歴聴取"が診断の手がかりとなります。

> **症例　Aさん（82歳、女性）**
>
> 独居の高齢女性Aさんが近所の人と一緒に救急外来を受診しました。近所の人は「数日前から元気がなくて、動けないようなので受診しました」と言います。あなたは、別件で処置中の救急外来担当医のI先生に連絡しました。I先生からは「数日前から元気がないのに、どうして救急受診なのかなあ……元気がないのは年のせいじゃないの？ 10分くらいで診察にいけそうだから、それまでに情報収集をお願いします」と言われてしまいました。意識レベル清明、血圧100/60mmHg、心拍数70/分、体温36.6℃とバイタルサインも大きな異常はなさそうです。
>
> **課題1**　漠然とした訴えから、どのように情報収集したらよいでしょうか？
>
> **課題2**　元気がない高齢者では、どのような疾患を考えたらよいでしょうか？

　I先生は、忙しかったのでしょうか、「元気がないのは年のせいじゃないの？」という言葉を発していましたが、本当にそうでしょうか。

　医師が「年のせい」という言葉を発したときには要注意です。こんな時こそ、看護師の慎重な初期対応が求められます。

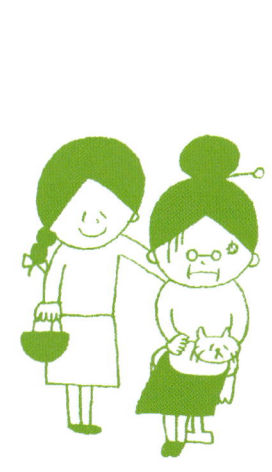
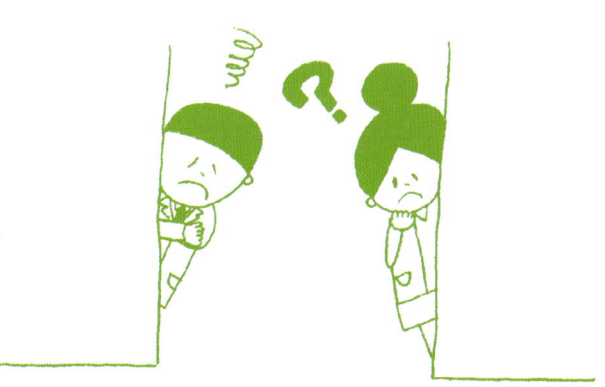

課題1 漠然とした訴えから、どのように情報収集したらよいでしょうか？

バイタルサインに異常を認める場合はそれに対する対応が必要ですが、今回のようにバイタルサインに大きな異常を認めず漠然とした症状（「元気がない」「動けなくなった」「弱ってきた」「だるそうだ」など）の場合は、詳細な情報収集が大切です。

情報収集といっても何を聞けばいいのでしょうか？ 漠然とした主訴で、状況がよく理解できない時は、
①患者さんは普段、（今回のような状況になる前）どのような生活をしていたのか？
②いつからそのような生活ができなくなったのか？
の2つに重点を置いて、「何がいつからできなくなったのか」が明確になるように病歴聴取を行いましょう。

①患者さんは普段、（今回のような状況になる前）どのような生活をしていたのか？

この情報を得るためには、高齢者の日常生活能力評価について理解しておく必要があります。日常生活能力（ADL：Activities of Daily Living）は、基本的日常生活動作（Basic ADL）といって衣食住という生活に欠かせない要素と、手段的日常生活動作（IADL：

図表1　ADLの評価項目

基本的ADL	手段的ADL
T-HEADと覚える	**SHAFTと覚える**
T Toileting（排泄）	S Shopping（買い物）
H Hygine（衛生：入浴、歯磨きなど）	H Housework（家事：掃除や洗濯など）
E Eating（食事摂取）	A Accounting（金銭管理）
A Ambulating（歩行、移動）	F Food preparation（食事の準備）
D Dressing（着替え）	T Transport（乗り物を利用した外出）

Instrumental Activities of Daily Living）というさらに細かい要素にわけて、**図表1**に示したような評価項目を用い評価を行うことが一般的です。

　これらの項目を覚えきれない場合は、**図表2**のような連想方式で情報収集をすすめていくと便利です。質問のキーワードは「食事、トイレ、着替え、薬」です。これだけ具体的に質問すれば、医学的知識がない人からでもかなりの情報収集が可能で、高齢者の日常生活能力が具体的に見えてきます。

②いつからそのような生活ができなくなったのか？

　高齢者の日常生活能力が把握できたら、今度は「いつからそのような生活ができなくなったのか」を明らかにすることが必要です。ただし、「いつからできなくなったのですか？」

図表2　ADLに関する情報収集の実際

❶食事に関する質問

「自分で食事をされていますか？」

「食事の準備も自分でされていたのですか？」

「それでは買い物も自分で行かれていたのですか？」（☞屋外移動能力がわかります）

「食欲（摂取量）の変化はありませんか？」

❷トイレに関する質問

「トイレはどうされていましたか？」

「トイレまでは自分で歩いていたのですか？」（☞屋内移動能力がわかります）

❸着替えに関する質問

「着替えはどうされていましたか？」

「それでは洗濯も自分でされていたのですか？」

❹内服管理能力

「お薬は自分で管理して飲んでいたのでしょうか？　飲み忘れなどはなかったですか？」

（☞金銭のことを聞くのがためらわれる場合は内服管理を聞くことで、代用できます）

「（自分で管理していない場合は）誰が管理していたのでしょうか？」（☞この質問で主たる介護者が予想できます）

❺介護サービス

「介護保険は利用していますか？　ケアマネージャーはいますか？」

（☞介護サービスを利用している場合は、ケアマネージャーに問い合わせをすることで詳細な情報を得られることがあります）

と尋ねても「さあ……ずいぶん前ですね……」などと漠然とした答えにしかならないことが多いので、ここでも**図表3**に示すような発症時期を推定するための具体的な質問が必要になります。

図表3 症状が出現した時期を推定するための具体的な質問例

「今日の朝（あるいは昨日の夜）はいかがでしたか？」☞時間単位の症状を調査
「昨日はいかがでしたか？」☞1日単位での症状を調査
「今週のはじめはいかがでしたか？」☞数日単位での症状を調査
「先月の今頃はいかがでしたか？」☞月単位での症状を調査
「お盆（あるいはゴールデンウィーク、お正月）の頃はいかがでしたか？」
☞日本の高齢者はこれらの時節のことは覚えていることが多いので、発症時期の推定に便利です
「去年の今頃はいかがでしたか？」☞年単位での症状を調査

実践例 1

これらの知識を得て情報収集を行ったところ、近所の人から「今週のはじめまでは押し車を転がして買い物に行く姿も見かけていたのですが、数日姿を見かけないので様子を見に行くと、家の中を這って移動していました。身寄りが全くなく、介護サービスも利用していないようです」という情報を得ました。

「元気がなく、動けない」という漠然とした訴えから、ADLは自立していて独居も可能であった高齢女性が、数日の経過で自力での移動も難しいくらいに急速にADLが低下してしまったという病歴を得ることができました。

ココがポイント！
高齢者の漠然とした訴えは詳細な病歴聴取で具体化しよう

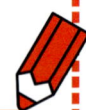

❗ 質問は「食事、トイレ、着替え、薬」から連想して、日常生活を明らかにする。
❗ 「いつから、何ができなくなったのか？」をはっきりさせよう。

PICK UP

高齢者増加のスピード

　日本では、急速に高齢化が進んでいますが、急速にと言われてもピンとこないかもしれませんので、もう少し具体的な数字を示してみましょう。

　65歳以上を高齢者と定義し、65歳以上人口の全人口に占める割合(高齢化率といいます)が15%以上になると高齢化社会といわれます。高齢化率が8%から15%になるのに要した時間を調べると、フランスは115年、スウエーデンは85年、イギリスは47年という数字に対して、日本はなんと24年という短時間なのです。このスピードは、携帯電話の原型が世の中に登場して1人が1つの携帯電話を持つまでの時間とほぼ同じです。高齢化率は2007年には22%になりました。そして、まだまだ高くなり、2020年には25%以上になると推測されています。

　高齢化率が高くなると、当然、高齢者の救急受診も増加します。私の勤務する施設でも15年前は救急受診者のうち高齢者は10%であったのに、現在では25%に増加し、救急入院患者の54%は高齢者となっています。また、関東地方のある地方都市における調査では、80歳以上の救急車搬送は年間約2700件あり、この数字は80歳以上人口の20.5%に相当するという報告があります。

　つまり、この15年間で救急外来受診の半数以上は高齢者となり、80歳以上高齢者の5人に1人は年に1回以上救急搬送されるという時代になったのです。

　現在の救急医療現場は、日本の医療において指導的立場の方(教授、院長、部長、師長などの役職の方)が医療の現場で仕事を始めた頃とは明らかに異なる環境であるといえます。高齢者救急は医療従事者にとって避けることができない分野となりました。

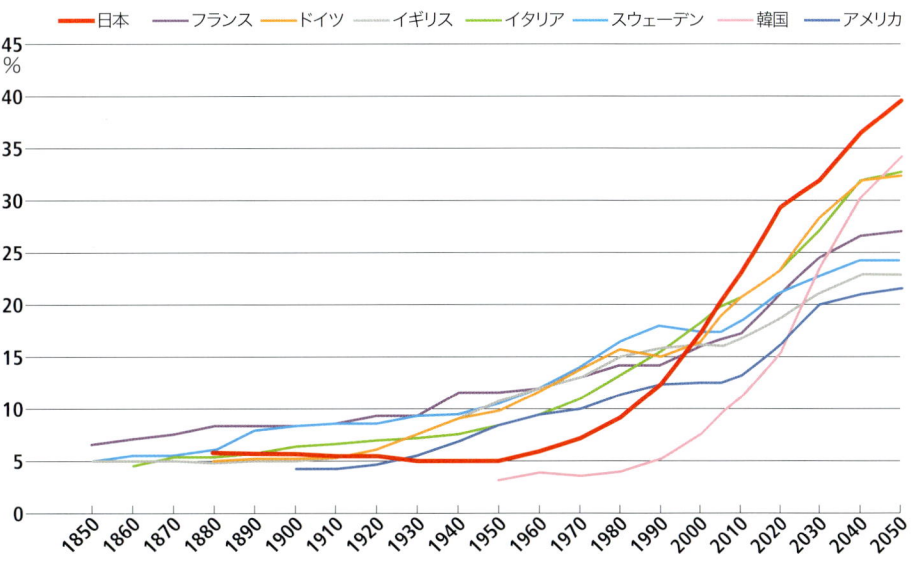

図表　人口高齢化率の長期推移・将来推計

(注)　65歳以上人口比率。1940年以前は国により年次に前後あり。ドイツは全ドイツ。
　　　日本は1950年以降国調ベース(2005年までは実績値)。諸外国は国連資料による。
　　　日本推計は「日本の将来推計人口」(平成18年12月推計、出生中位(死亡中位)推計値)
(資料)　国立社会保障・人口問題研究所「人口資料集2009」、国連"2008年改訂国連推計"
　　　　http://www2.ttcn.ne.jp/~honkawa/1157.html を参照に作成

課題 2　元気がない高齢者では、どのような疾患を考えたらよいでしょうか？

課題1で、症例が「比較的急速にADLが低下した高齢者」であることを理解したあなたは、この患者さんが「年のせい」で受診したわけでは決してないことを理解しなければいけません。

老化はゆっくり進行する

正常な老化は非常にゆっくりとした進行であり、今回のように数日で進行する場合は病気の可能性が高いと考えるべきです。今回のように高齢者が「食事が摂取できない」とか「ベッドから起きてこない」という漠然とした訴えで救急外来を受診した場合も、2人に1人は入院が必要な状態であったという報告があります。

ADL低下は急性疾患のサイン

高齢者では自律神経機能や体温調節機能が低下しているため、急性心筋梗塞などの重篤疾患に罹患しても痛がらないことや、感染症に罹患しても発熱しないことが多くあります。

図表4　高齢者の活動性が低下したときに疑うべき疾患

- ☐ **急性心筋梗塞**（12誘導心電図をチェックしよう）
- ☐ **心不全**（呼吸数の増加は？ 心拍数増加は？ SpO_2低下は？ 体重増加や浮腫は？）
- ☐ **感染症**（肺炎、尿路感染症、胆道感染症、褥瘡、敗血症などを探す）
- ☐ **慢性硬膜下血腫**（急速な認知機能の悪化はないか？）
- ☐ **貧血**（消化管出血や悪性腫瘍の検索が必要。黒色便はないか？）
- ☐ **脱水症**（舌や皮膚の乾燥は？）
- ☐ **副腎機能不全**
- ☐ **甲状腺機能低下症**
- ☐ **薬剤の副作用**（内服薬はすべてリストアップしておく）
- ☐ **うつ、認知症**
- ☐ **パーキンソン病**

高齢者では重篤な急性疾患でも典型的な症状で発症するのではなく、「元気がない」「食事が摂取できない」などADLの低下が重篤な急性疾患の唯一のサインであるケースもあることを覚えておきましょう。

具体的には**図表4**に示すような疾患を考えることが大切です（太字は特に重要）。

実践例 2

高齢者における、急速なADL低下を「年のせい」ではなく重病のサインであることを理解したあなたは、I先生に「ADLが自立していた高齢者が数日の経過で急に元気がなくなってしまったのは、何か急性疾患があるのではないでしょうか？」と報告した。
診察の結果、黒色便とヘモグロビン値の低下が認められ、内視鏡検査で巨大な胃潰瘍が発見された。

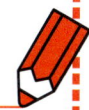

ココがポイント!

高齢者の「元気がない」は背後に重病の影あり

- 元気がないのは年のせいではない！
- ADLの低下が重篤疾患の唯一の症状であることも多い（痛がらない、熱も出ない）。
- 「元気なし」高齢者の4大急性疾患をマークせよ。
    - ☐ 心血管疾患（急性心筋梗塞、心不全）
    - ☐ 感染症
    - ☐ 慢性硬膜下血腫
    - ☐ 貧血

CASE 2 転んで怪我をしました

転倒した高齢者へのアプローチ

```
転んで怪我をしました
        ↓
   なぜ転倒したか？         ❶ 血圧低下や発熱を呈する急性疾患は？
                             →バイタルサインのチェック
                           ❷ 一過性意識消失
                             →転んだ時のことを覚えているか？
                           ❸ 内服薬剤の副作用
                             →内服薬剤の種類と服薬状況のチェック（図表1）
        ↓
   外傷に対する評価          ・気道
                           ・呼吸  JNTEC アプローチ（→P.41）
                           ・循環
        ↓
 見落としやすい骨折のチェック
        （図表2）
        ↓
 適切な転帰（入院・帰宅）を考慮   ▶帰宅の前のチェックポイント
        （図表3）               □ 再び転倒する危険はないか？
                               □ 帰宅後の介護体制は？
```

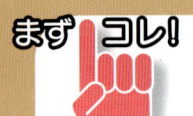

**まずコレ！ 転倒の背後に急病あり!!
発症状況とバイタルサインの確認を!**

高齢者の転倒、外傷の背後には、急病（意識消失、発熱、脱水、薬剤副作用など）が隠れている場合があります。外傷の評価と同時に、発症時の状況とバイタルサインの確認が大切です。

症例　Bさん（78歳、男性）

「自宅でトイレに行こうとした時に転倒し、その後動けない」という理由で救急外来に搬送されました。「足が痛くて動けない。早く痛みをなんとかしてほしい」と訴えます。救急外来担当医のI先生からは「きっと大腿骨頸部骨折だろう。X線検査をして整形外科の医師を呼ばなくちゃな。看護師さん、X線検査に同伴してください」と指示を受けました。

課題1 転倒した高齢者のアセスメントで注意すべき点はどのようなものでしょうか？

課題2 高齢者には、どのような骨折が多いのですか？

課題3 転倒した高齢者に重篤な外傷がなく帰宅させる場合の注意点はどのようなものでしょうか？

　高齢者の3人に1人は転倒の経験があり、転倒事故のうち10％は骨折など治療を要する外傷になるといわれています。それでは骨折など重篤な外傷がなければ安心できるかというとそうではありません。

　転倒によって生じた外傷だけに目を奪われることなく、転倒した高齢者の診察時には、①なぜ転倒したかを考える、②見落としやすい骨折を探す、③適切な転帰（入院・帰宅）を考慮するという3つのポイントに注意しましょう。

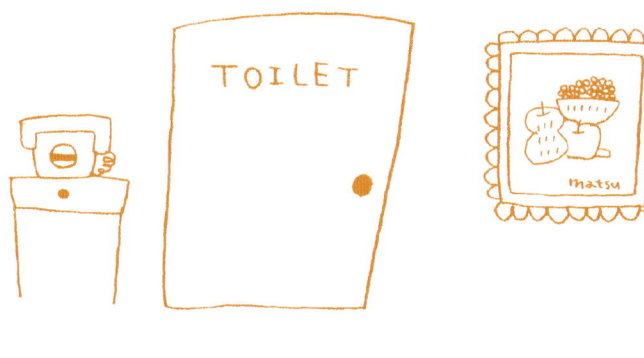

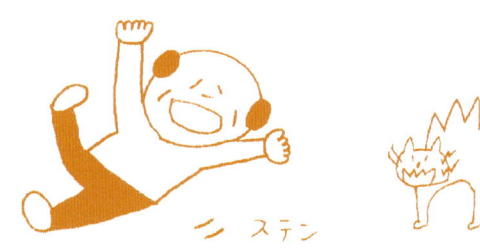

> **課題 1** 転倒した高齢者のアセスメントで注意すべき点はどのようなものでしょうか？

　転倒した高齢者に対する診察では最初に「この高齢者は、なぜ転倒したのだろうか？」を考える必要があります。

　高齢者が転倒する原因は大きく分類すると、生活している家屋の照明が暗い、段差があるなど生活環境に関連する因子（外的因子）と高齢者自身の問題（内的因子）があります。

　内的因子を探るため、①血圧低下や発熱を呈する急性疾患はないか？ ②一過性の意識消失（失神など）がないか？ ③内服薬剤の副作用で転倒したのではないか？ の3つについて評価をすることが重要です。

①血圧低下や発熱を呈する急性疾患

　高齢者の転倒事故の10〜20％は急性疾患罹患中に発生します。必ずバイタルサインを確認し、血圧低下や発熱を認める場合は、脱水症や感染症など急性疾患の検査が必要となります。高齢者はインフルエンザや肺炎、尿路感染症などの感染症に罹患しても自覚症状に乏しく、転倒をきっかけにしてはじめて受診、発覚する場合があります。

②一過性意識消失

　高齢者は、失神で一過性に意識を失って転倒することがしばしばあります。このような場合、患者は意識を失ったことを覚えておらず、「転んでしまった」という訴えで受診します。必ず「どうして転んでしまったのか？ 転んだ時のことを覚えているか？」を確認しましょ

図表1 転倒事故と関連の強い薬剤

- [ ] **抗うつ薬**
  処方される機会が多いSSRIや三環系抗うつ薬はふらつきの副作用があり、転倒の危険あり
- [ ] **ベンゾジアゼピン**
  不眠症で処方されることが多い睡眠導入薬はふらつきの副作用があり、転倒の危険が増加
- [ ] **抗不整脈薬（クラスIa）、ジゴキシン**
  心房細動などの治療で用いられるこれらの薬は作用が過剰になると徐脈を生じ、意識消失や転倒の原因に
- [ ] **利尿薬**
  心不全の治療で用いられるが、作用が過剰になると脱水をきたし、起立性低血圧で意識消失や転倒の原因に
- [ ] **交感神経α遮断薬**
  前立腺肥大症や高血圧症の治療で用いられるが、起立性低血圧の副作用があり、意識消失や転倒の原因に

う。転倒の理由があいまいな場合や、全く防御の姿勢なく転倒した場合は、意識を消失していた可能性があります。意識を失った可能性のある高齢者には、12誘導心電図と心電図モニターで不整脈監視が必要になります。

③内服薬剤の副作用

4種類以上の薬剤を内服している高齢者や、**図表1**に示した薬剤を内服している場合は転倒の危険が指摘されています。薬剤が原因であることに気づかないと転倒事故を繰り返す危険があり、初診時に薬剤による転倒の可能性を検討しておくことは大変重要です。

以上3つの緊急事態がないことがわかった場合も、視力低下・聴力低下などの感覚障害がないかなど他の内的因子のアセスメントや、生活環境に不適切な段差がないかなど外的因子のアセスメントも必要になります。白内障で視力低下が進行していて転倒した事例や、段差がある自宅を改築することなく帰宅させて転倒を繰り返した事例など、転倒の背後には思わぬ原因が潜んでいることがあります。

実践例 1

情報収集を行ったところ、Bさんは「なぜ転んだのかよく覚えてないな〜」と答えた。バイタルサインを測定すると血圧70/40mmHg、心拍数40/分であった。心電図モニターをつけると完全房室ブロックの波形が認められ、ペースメーカー留置の緊急処置が必要であることが判明した。

ココがポイント！ 高齢者が転倒するには訳がある！転んだ理由を考えるべき

- 背後に急病はないか？ ⇒バイタルサインは必ずチェック。
- 意識を失っていないか？ ⇒「どうして転んだのか覚えていますか？」
- 薬剤の副作用は？ ⇒内服薬剤の種類と服用状況をチェック。

課題2 高齢者には、どのような骨折が多いのですか？

転倒の原因に関して評価を行うのと並行して、生じた外傷に対する評価を行う必要があります。

基本的には重症外傷看護のアプローチ（JNTECアプローチ→P.41）に添って気道、呼吸、循環……という順番で評価します。気道閉塞、緊張性気胸、胸腔内出血、腹腔内出血、骨盤骨折といった短時間で致命的になる外傷を検索するアプローチです。「ただ転んだだけで、そんなオーバーな……」などと思わないでください。高齢者は転倒しただけでも重篤な外傷になりやすいのです。基本に忠実に命にかかわる外傷から評価していきましょう。

図表2　高齢者に多い骨折部位

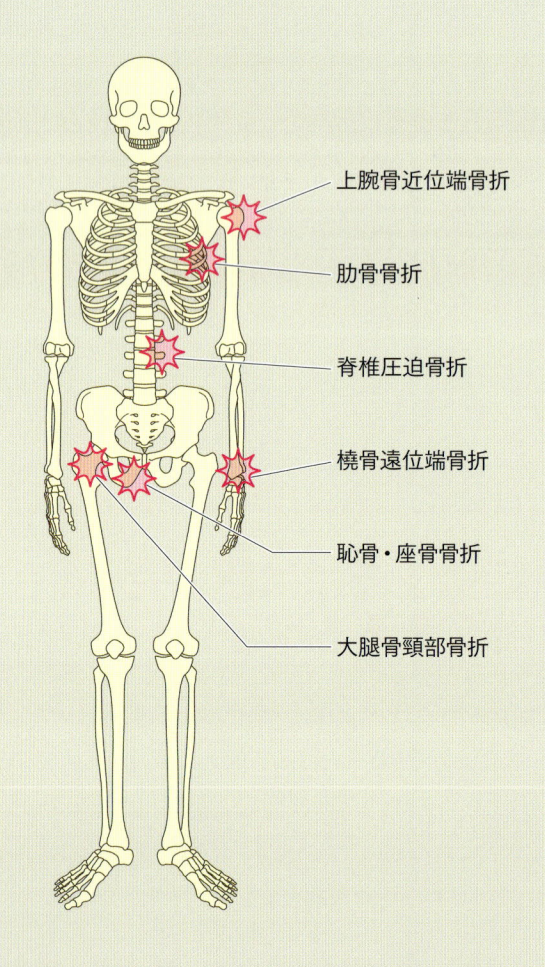

- 上腕骨近位端骨折
- 肋骨骨折
- 脊椎圧迫骨折
- 橈骨遠位端骨折
- 恥骨・座骨骨折
- 大腿骨頸部骨折

高齢者に起こりやすい骨折

　命にかかわる重篤な外傷を認めない場合は、次のステップとして高齢者におこりやすい骨折部位（図表2）を慎重に評価する必要があります。これらの部位に腫脹、変形、圧痛のいずれかの所見があればX線撮影を行うことを勧めます。

　なかでも肋骨骨折は軽く考えられがちですが、気胸や内臓損傷（肝損傷、脾臓損傷）を合併することもあります。医師が「肋骨が折れてるだけですから心配いりません」と言うような場合は、「先生、気胸や内臓損傷は大丈夫でしょうか？」と注意を促してください。

骨折には出血が伴う

　また、骨折には出血が伴うことも覚えておきましょう。骨折の仕方にもよりますが、1本の肋骨骨折で100 mL程度、上腕骨骨折で200〜300 mL程度、大腿骨骨折で300〜1000 mL程度の出血をきたすとされています。血圧が低下傾向の場合や複数個所に骨折を認める場合は、生理食塩水やリンゲル液で静脈路確保（留置針で）をしておくべきです。

実践例2

気道閉塞、緊張性気胸、胸腔内出血、腹腔内出血、骨盤骨折といった重篤な外傷はないかと評価を進めていくと、I先生が指摘した大腿骨頸部骨折の他に左手首の腫脹があり、橈骨遠位端骨折も認めた。不整脈の治療の後に整形外科医によって骨折の手術をすることになった。

ココがポイント！

高齢者は転んだだけでも大怪我につながる

- ❗ 評価の順番は命にかかわる怪我から（気道→呼吸→循環）。
- ❗ 高齢者に多い骨折を理解しよう。
- ❗ 骨折に伴う出血量を予測しよう。

課題3 転倒した高齢者に重篤な外傷がなく帰宅させる場合の注意点はどのようなものでしょうか？

　今回のBさんの症例では入院治療が必要となりましたが、入院が必要となる外傷がなく、外来から帰宅させる場合はどのようなことに注意するべきでしょうか？

　転倒によって生じた外傷のみを評価して、「たいした怪我じゃないから大丈夫」と安易に帰宅させてしまうと、再度転倒してADLが低下し、さらに重篤な疾患に罹患するなど、よくない結果を招く危険があります。このような事態を避けるために、転倒した高齢者を帰宅させる場合には、図表3に示したポイントについて検討することが大切です。

図表3　高齢者外傷：帰宅させる前のチェックポイント

- [ ] **外傷の原因についてアセスメントは十分か？**
  本当に急病や薬剤の副作用などが関与していないか？
- [ ] **外傷によって今後の体調悪化の危険はないか？**
  高齢者は、肋骨骨折による疼痛で痰が喀出しにくくなって肺炎をきたしたり、痛みで食欲が低下し脱水症をきたす危険がある
- [ ] **再び転倒する危険はないか？**
  聴力障害や視力障害について簡単に評価する。段差があるなど、住居環境に不適切な要素がある場合は介入を進める
- [ ] **帰宅後の介護体制は大丈夫か？**
  独り暮らしで、様子を見てもらえる人がいない場合は別居家族にも連絡を
- [ ] **慢性硬膜下血腫の可能性について説明する**
  外傷後、数週間から半年後に症状が出現する可能性があることを説明する

ココがポイント！ 転倒した高齢者を帰宅させる前に考えよう

❗ 帰宅してから状態が悪化する危険はないか？
❗ 再び転ぶ危険はないか？
❗ 介護する人はいるか？

PICK UP

外傷看護アプローチ（JNTEC アプローチ）

第1印象
A／B／C／D

気道・意識の確認
「名前を教えてください！わかりますか?」と話しかけ、A（気道）とD（意識）に異常がないか判断する。発声があればAは開通しており、その内容が正確ならばDの緊急性は低い

→ **A** 気道確保（Airway）

A・Bに異常があったときの対応
→気道確保と呼吸管理
□気道確保
・下顎挙上（頸椎保護のもと）
・経口気管挿管

呼吸の確認
呼びかけと同時に前頸部・胸部に視線を向け、患者の口腔周囲に自分の耳・頬を近づけ発声の聴取とともにB（呼吸）を観察する。呼吸様式は努力性で浅表性か、早いか遅いか、胸郭の上がりはどうかなど、簡便に観察し、異常を感知する。努力性で浅い呼吸がみられればBに異常があると判断する

→ **B** 呼吸管理（Breathing）

循環・体温の確認
接触とともに触れている上肢の動脈触知の程度、抹梢冷感やcapillary refilling time（毛細血管再充満時間）の程度、全身の概観から、おおまかに活動性の出血の有無を観察する。脈が触れにくく、抹梢冷感などがあればCに異常があると判断する。異常な抹梢冷感があったならば体幹に触れてもよい。体幹にも冷感があれば、低体温の可能性があるのでEに異常があると判断する

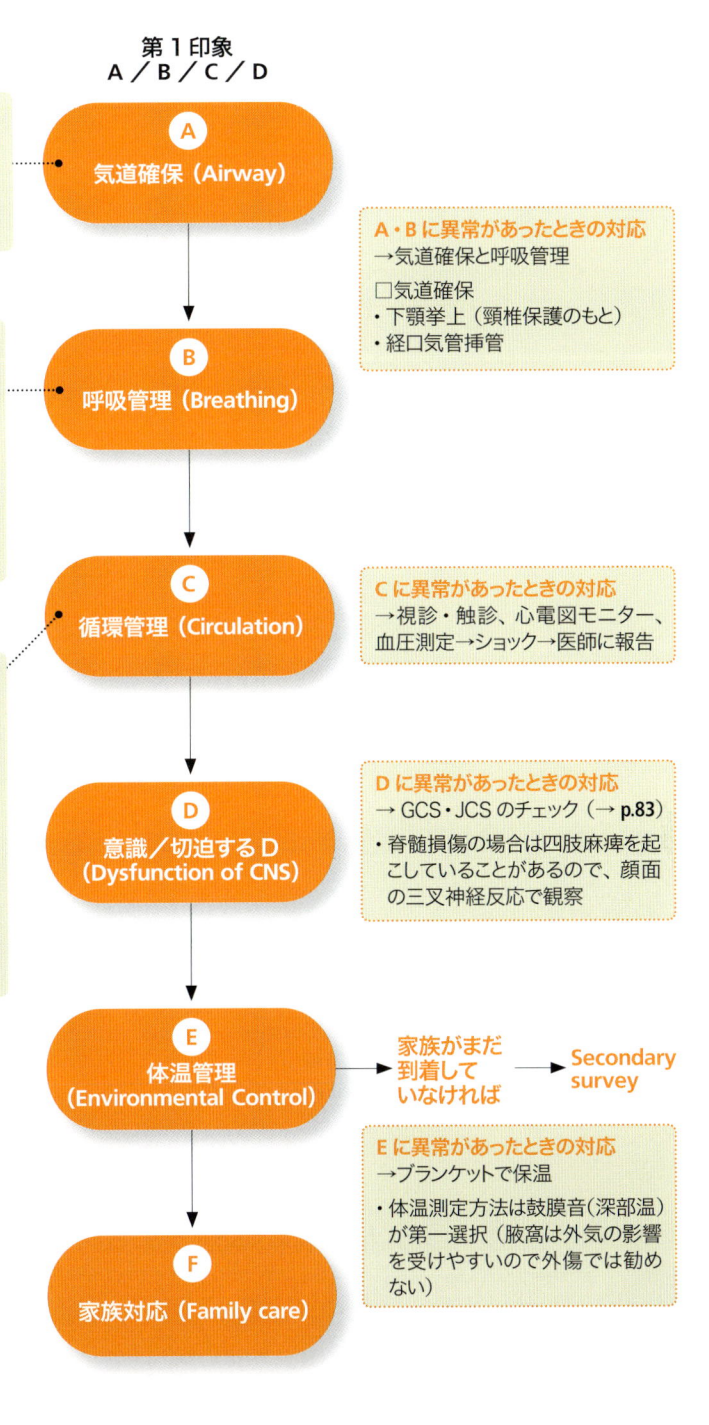

→ **C** 循環管理（Circulation）

Cに異常があったときの対応
→視診・触診、心電図モニター、血圧測定→ショック→医師に報告

↓ **D** 意識／切迫するD（Dysfunction of CNS）

Dに異常があったときの対応
→GCS・JCSのチェック（→p.83）
・脊髄損傷の場合は四肢麻痺を起こしていることがあるので、顔面の三叉神経反応で観察

↓ **E** 体温管理（Environmental Control） → 家族がまだ到着していなければ → Secondary survey

Eに異常があったときの対応
→ブランケットで保温
・体温測定方法は鼓膜音（深部温）が第一選択（腋窩は外気の影響を受けやすいので外傷では勧めない）

↓ **F** 家族対応（Family care）

【文献】日本救急看護学会　監修：JNTECコースガイドブック, へるす出版, 2008

CASE 3 急にわけがわからないことを言います。認知症でしょうか？

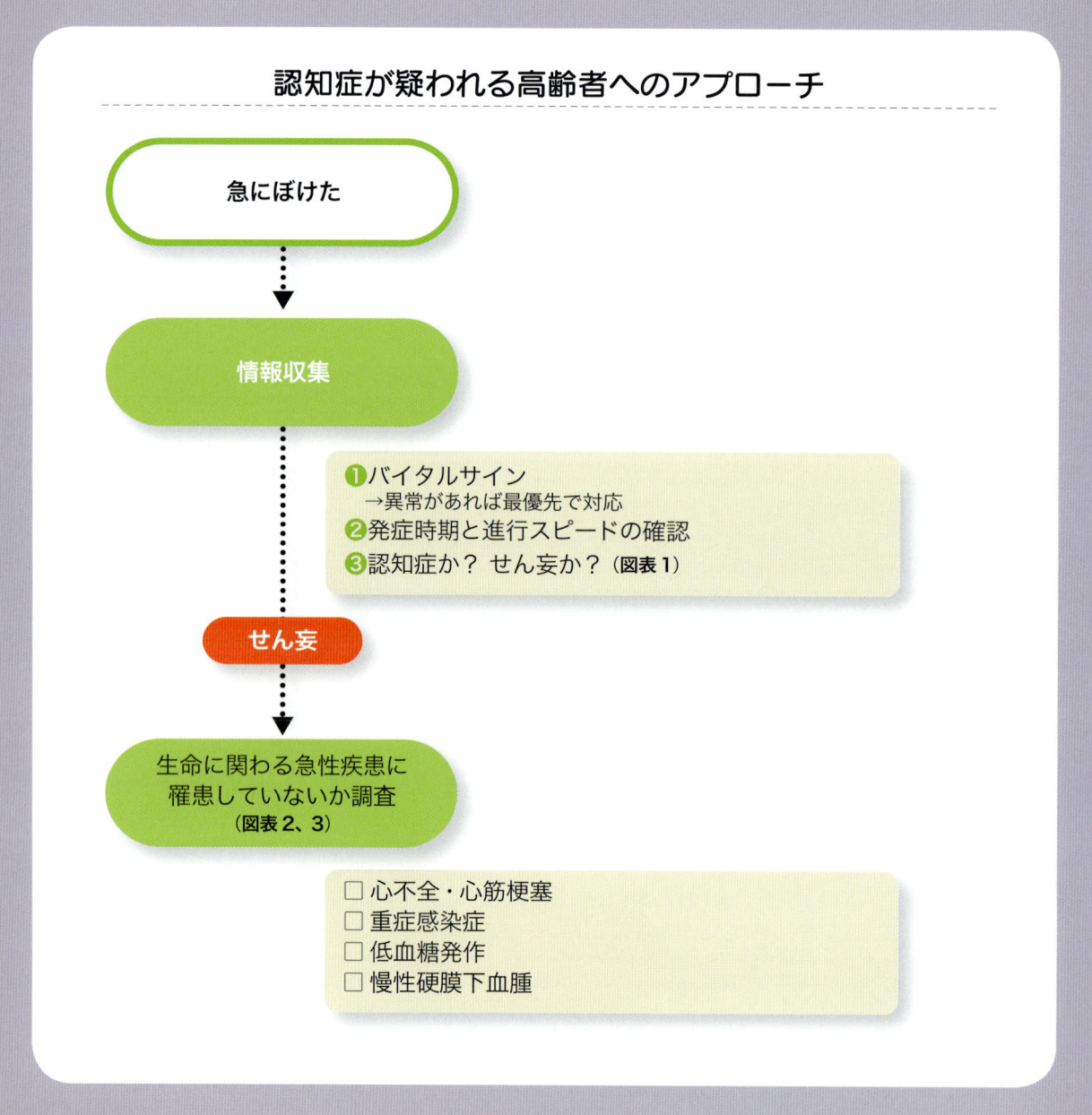

認知症が疑われる高齢者へのアプローチ

急にぼけた
↓
情報収集

❶ バイタルサイン
　→異常があれば最優先で対応
❷ 発症時期と進行スピードの確認
❸ 認知症か？ せん妄か？（図表1）

せん妄
↓
生命に関わる急性疾患に
罹患していないか調査
（図表2、3）

□ 心不全・心筋梗塞
□ 重症感染症
□ 低血糖発作
□ 慢性硬膜下血腫

キケンな一言　「認知症であれば精神科を受診してください」

家族が認知症を心配しているからといって、認知症であるとは限りません。急激な発症の場合は急性疾患を考えましょう。

症例　Cさん（83歳、女性）

Cさんが救急車で搬送されてきました。家族は「ウチのおばあちゃんが急にぼけてしまった。認知症ではないか？」と心配しています。あなたが研修医のI先生と一緒に診察室に行くと、Cさんは目がうつろで視線が合わず、「オーッ、ウエーッ」と大声を出しています。「どうしたのですか？」と問いかけても「結婚式に行かなくては。私をどこに連れて行く気だ！」と会話がかみ合いません。I先生からは「認知症かな……。このまま精神科の外来を受診してもらおうか。看護師さん、精神科の外来へ案内してください」と指示を受けました。

課題1　「急にぼけた」という訴えに対して、どのような情報を収集するべきでしょうか？

課題2　「急にぼけた」という訴えの高齢者に対して、どのような疾患を考慮するべきでしょうか？

　今回の症例のように、高齢者が急にぼけたという理由で家族が認知症を心配して救急外来を受診させることがあります。I先生はCさんの様子を見ただけで認知症と判断してしまいましたが、大丈夫でしょうか。

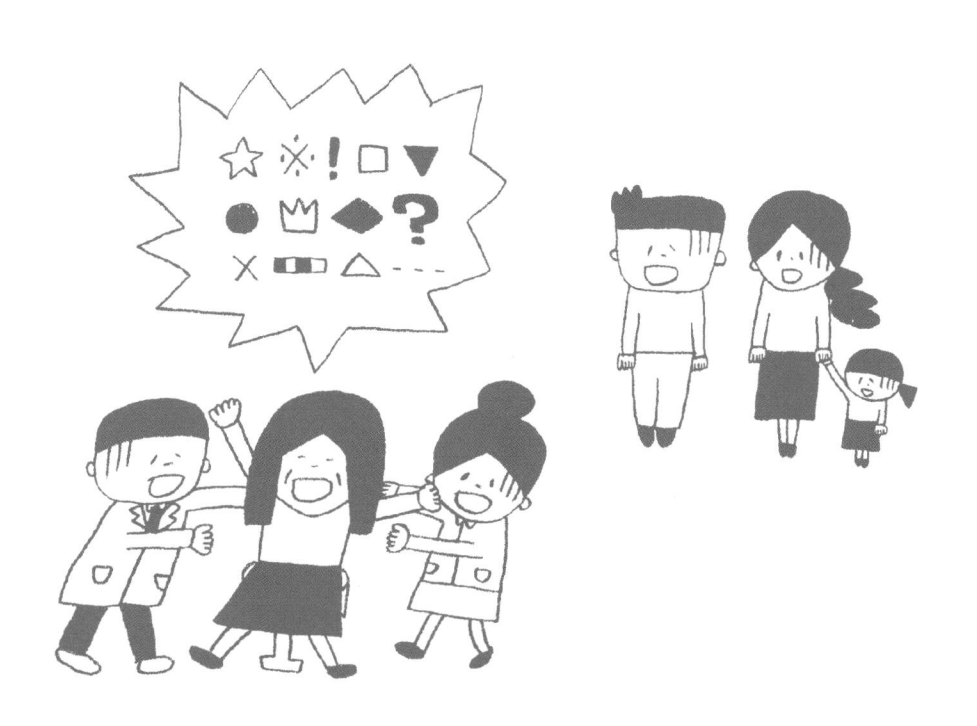

課題1 「急にぼけた」という訴えに対して、どのような情報を収集するべきでしょうか？

①バイタルサインの測定

最初にバイタルサインを測定することが重要です。高齢者はショック状態や発熱によってこのような症状を呈することがあります。バイタルサインに異常があれば、それへの対応が最優先されます。

②発症時期と進行スピードの確認

「急におかしなことを言うようになった、ぼけたのではないか」という症例でバイタルサインに異常がない場合は、普段の様子をよく理解している家族に「いつから、どのような症状が出現したのか、具体的に教えてください」と尋ね、発症時期と進行のスピードを必ず確認することが大切です。これらを確認することなく、「認知症による症状です」と安易に判断してはいけません。

③認知症か？ せん妄か？

認知症の原因は、アルツハイマー病や脳血管性認知症などが一般的です。その発症と進行は月～年単位と比較的ゆっくりであるため、これらの疾患だけで高齢者が救急外来を受診することは非常にまれです。もちろん家族が「財布をとられたと大騒ぎをする。急におかしくなった」と訴えるようなことがあるのですが、よく経過を聞くと、「1年前くらいから同じことを何度も繰り返して尋ねるようになった。3か月くらい前から通帳がなくなったと騒ぎになることがあった」など、受診の数か月前や1年前から、すでに何らか

図表1 認知症とせん妄の違い

	認知症	せん妄
基本症状	記憶障害、認知障害	意識障害、注意力障害 幻覚や不穏を伴うことあり
発症様式	ゆっくり（月～年）	急速（数日～数時間）
症状の持続	永続的	数時間～数日
症状の動揺	少ない	多い、夜間に悪化
背後の身体疾患	時にあり	多い
薬剤の影響	少ない	多い

のエピソードがある場合がほとんどです。

　月〜年単位の経過ではなく、「数日前まで、あるいはつい数時間前までは正常であったのに、突然おかしな行動になってしまった」という場合は認知症ではなく、せん妄を第一に考える必要があります。

　せん妄には「意識混濁を背景に注意力、見当識、認知機能、判断力が一過性に障害される病態」という難しい定義があるのですが、簡単に言ってしまうと「普通に会話をしていた高齢者が、急におかしくなった、言動がおかしい、会話がかみ合わない」といったことをイメージしてください。周囲の人間がまるでキツネにつままれたような印象を受ける場合は、まずせん妄と考えて間違いありません。

　図表1に認知症とせん妄の違いをまとめます。

　昼に入院した時はとても礼儀正しくて穏やかであった高齢者が、夜間になると目をぎらぎらさせて大声で叫んでいるため、「不穏になっている」と慌てて当直医をコールする、という経験はないでしょうか。これは典型的なせん妄です。

実践例 1

Cさんの家族から症状がどのように発症したか、発症してからの経過について情報収集を行った。Cさんは高齢であるが、ADLは自立しており、昨日までは同居の家族の分まで洗濯ができるほどだったのに、今日の朝食後から突然おかしなことを言うようになったということだった。

これらの情報から、Cさんは認知症ではなく、せん妄の可能性が高いと判断した。

ココがポイント！ 高齢者が急におかしなことを言うようになった場合は、「どのように発症したか」と「経過の病歴」を確認！

- なんでも安易に認知症としないこと、必ずバイタルサインをチェック。
- 認知症はゆっくりとした発症が多い。救急受診はまれと心得る。
- 突然発症の場合、せん妄の可能性が高い。

課題2 「急にぼけた」という訴えの高齢者に対して、どのような疾患を考慮するべきでしょうか？

せん妄をきたした高齢者では、生命に関わる急性疾患に罹患していないかを調査することが重要です。生命に関わる病態（心不全や心筋梗塞、重症感染症、低血糖発作や慢性硬膜下血腫など）でも、せん妄だけが唯一の症状であることがあります。

せん妄をきたした高齢者のうち、正しく診断される割合は20〜30％程度と大変低く、初診時にせん妄が正しく診断されなかった場合は、正しく診断された場合と比べて半年後の死亡率が3倍も高くなるという報告もあり要注意です。

図表2にせん妄をきたす疾患を、**図表3**にせん妄を疑った際に気をつけるべき症状をまとめます。現場では頻度が高く、緊急治療を要する感染症、低血糖、急性心筋梗塞などを積極的に検索する姿勢が必要となります。

実践例2

バイタルサインを確認したところ、血圧110/70mmHg、心拍数80/分と血圧や心拍数は正常であったが、呼吸数30回/分と頻呼吸を認め、冷汗をかいていた。嘔吐、頻呼吸、冷汗という症状があることから、せん妄の原因のなかでも特に緊急性の高い急性心筋梗塞を鑑別するために12誘導心電図を施行した。その結果II、III、aVF誘導でST上昇を認め、急性心筋梗塞（下壁梗塞）と判明した。

ココがポイント！ 高齢者のせん妄の背後には命に関わる急性疾患あり

❗ 感染症、急性心筋梗塞、心不全、大動脈解離、低血糖症、慢性硬膜下血腫、薬剤による副作用を積極的に疑う必要がある。

図表2 せん妄をきたす急性疾患

分類	疾患
感染症	肺炎、尿路感染症、敗血症
代謝疾患	低血糖症、ケトアシドーシス、高浸透圧性昏睡
中枢神経疾患	脳炎、髄膜炎、脳腫瘍
離断症状	アルコール離断症状、ベンゾジアゼピン系薬剤の離断症状
外傷	慢性硬膜下血腫
心血管疾患	急性心筋梗塞、大動脈解離、心不全
中毒	薬物中毒、一酸化炭素中毒

図表3 せん妄を疑った際に気をつけるべき症状

症状	疑う疾患
発熱、呼吸数増加、SpO_2 低下	感染症
糖尿病などの既往あり、呼吸数増加	代謝疾患(低血糖やケトアシドーシスなど)
片麻痺がある	中枢神経疾患
アルコール多飲歴あり	離断症状
転倒や頭を打った既往あり	外傷
冷汗、血圧低下、SpO_2 低下	心血管疾患
多量の内服、閉鎖空間での一酸化炭素中毒を疑う状況	中毒

CASE 4 発熱といってもたいした熱じゃないし、大丈夫ですよね？

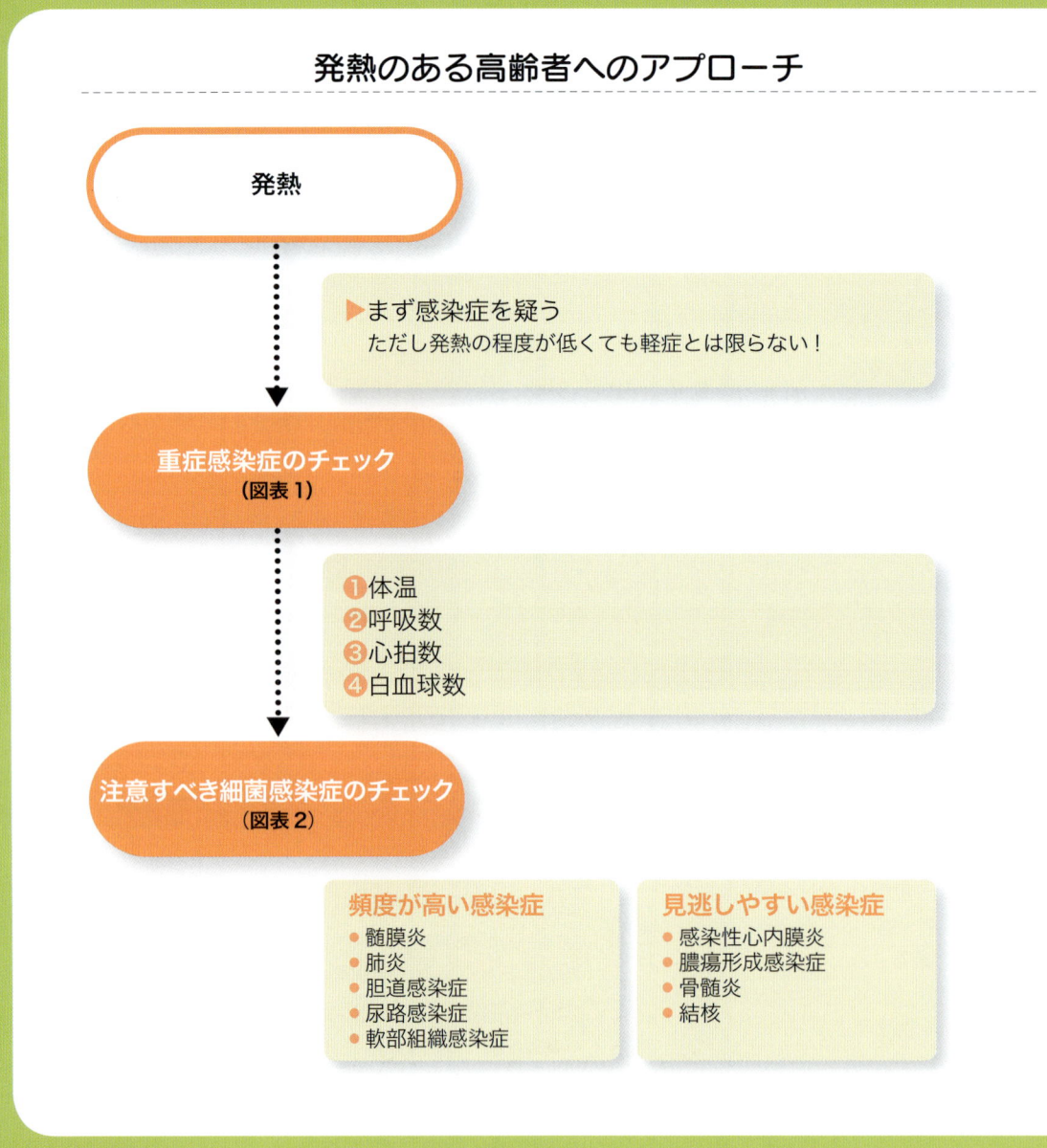

発熱のある高齢者へのアプローチ

発熱

▶まず感染症を疑う
ただし発熱の程度が低くても軽症とは限らない！

重症感染症のチェック
（図表1）

1. 体温
2. 呼吸数
3. 心拍数
4. 白血球数

注意すべき細菌感染症のチェック
（図表2）

頻度が高い感染症
- 髄膜炎
- 肺炎
- 胆道感染症
- 尿路感染症
- 軟部組織感染症

見逃しやすい感染症
- 感染性心内膜炎
- 膿瘍形成感染症
- 骨髄炎
- 結核

> **キケンな一言**　「たいした発熱じゃないから、重症じゃないでしょう」
>
> 発熱の程度と重症度は比例しません。発熱のある高齢者ではADLの変化、バイタルサインの確認が大切です。

> **症例　Dさん（93歳、女性）**
>
> Dさんが「ここ数日元気がない。食事も十分に摂取できないし、37.6℃くらいの微熱もあるので診てもらえないか」という理由で救急搬送されました。担当のI先生は「そんなことで救急受診するの？　熱といっても37.6℃なんて、たいしたことないじゃない！」と不機嫌そうです……。
>
> **課題1**　高齢者でも、発熱の程度が軽ければ大丈夫でしょうか？
>
> **課題2**　高齢者の発熱の原因評価では、どのような点に注意するべきでしょうか？

「発熱」は、高齢者の救急受診理由の上位を占める症状です。「熱が高い＝重症、それほど高くない＝軽症」というイメージがありますが、これは高齢者にも該当するのでしょうか。

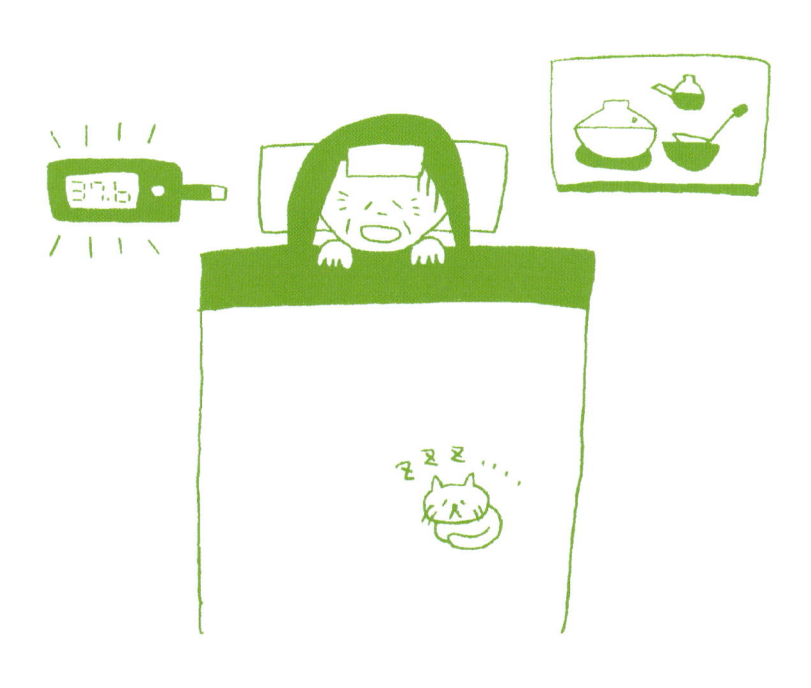

課題1 高齢者でも発熱の程度が軽ければ大丈夫でしょうか？

加齢とともに免疫機能の低下や生体機能の低下によって感染症に罹患しやすくなります。少し難しい話になりますが、免疫機能ではT細胞という細胞が担当する機能（抗原提示機能や細胞性免疫機能）が低下するといわれています。また生体機能低下のなかでも嚥下障害や胃酸分泌の低下は肺炎の危険因子となり、残尿の増加や前立腺肥大症、エストロゲン分泌の低下は尿路感染の危険因子といわれています。

発熱で救急外来を受診した高齢者の90％は感染症が原因であったという報告もあるくらいで、発熱があればまず感染症を疑うというセンスは間違いないのですが、発熱の程度がそれ程ひどくないからといって軽症と考えることはできないことに注意する必要があります。

感染症に罹患しても高い熱が出ない

人間は感染症に罹患すると体内に発熱物質が産生され、視床下部体温中枢がそれに反応して発熱します。しかし、加齢とともに基礎体温は低下し、発熱物質産生も低下し、さらに視床下部体温中枢の反応も低下してくるため、高齢者では感染症に罹患してもそれほど高い熱が出ないのです。

海外の救急外来における高齢者を対象にした調査では、37.2℃以上の発熱では菌血症の可能性が高くなり、37.8℃以上では生命に危険が及ぶ重篤な感染症の可能性が高くなるという報告もあります。以上のことから、救急外来を受診した高齢者では37.2℃以上もしくは平熱から1.3℃以上の体温上昇があれば発熱状態で、37.8℃以上は重症の可能性があると考えた方が賢明です。

図表1 全身性炎症反応症候群(SIRS)の診断基準

以下の4つのうち2項目以上に該当する場合をSIRSと定義する

- ☐ 体温 > 38℃または < 36℃
- ☐ 呼吸数 > 20/分または $PaCO_2$ < 32mmHg
- ☐ 心拍数 > 90/分
- ☐ 白血球数 > 12000/μLまたは < 4000/μL、幼弱好中球(桿状核球) > 10%

☞ 感染症が疑われ、SIRSの2項目を満たす場合は敗血症を疑って血液培養を実施する

重症感染症を見逃さないためのポイント

重症な感染症を見逃さないためにSIRSの診断基準を知っておくと便利です。SIRSとはSystemic Inflammatory Response Syndrome（全身性炎症反応症候群）の略語で**図表1**のような診断基準があります。

要約すると「感染症が疑われる患者さんが、体温が極端に高いか極端に低い、呼吸数が多い、心拍数が多い、血液検査で白血球数が極端に多いか極端に少ないという4項目のうち2項目に該当する場合は、敗血症など重症な感染症の可能性が高いので血液培養もしっかり調べましょうね」という勧告です。

高齢者の場合は、感染症でも高熱が出ないことがあるので、それほどひどい発熱でなくても呼吸数、心拍数、（血液検査をした場合は）白血球数の3つのポイントに注目します。これらのうち2項目に異常があれば、やはり重症な感染症の可能性があるのだと考えて血液培養や感染源を検索するなど、さらに検査を進めるという流れが重要になってきます。

実践例 1

高齢者は感染症に罹患しやすいこと、感染症に罹患してもそれほど高い熱が出ないことを理解したあなたはDさんの全身状態の評価を行った。Dさんは確かに元気がなさそうで、救急外来での体温は37.7℃、血圧100/50mmHg、心拍数100/分、呼吸数24/分であった。高熱ではないが頻拍や頻呼吸の所見があることをI先生に報告し、I先生も「確かに血圧が低下して頻拍傾向であるし、微熱だけど重症な感染症が隠れているかもしれないなあ」と考え直し、さらなる診察を行うこととなった。

ココがポイント！ 高齢者の発熱は微熱でも要注意!!

- 高齢者は感染症に罹患しやすい。
- 37.2℃以上、平熱より1.3℃以上の上昇は発熱状態と考えよう(37.8℃以上は重症の可能性あり)。
- SIRSの項目を確認しよう。
  体温、呼吸数、心拍数、白血球数のうち2つ以上に異常があれば、重症感染症の可能性あり!!

課題2 高齢者の発熱の原因評価では、どのような点に注意するべきでしょうか？

　高齢者における発熱の原因の90％以上は感染症です。その中でも、インフルエンザやノロウイルスによる感染や、脳炎や帯状疱疹などをきたすヘルペスウイルの感染を除いてほとんどは細菌感染症であるといわれています。

　細菌感染症では局所感染症状（肺炎の時の咳や痰、腎盂腎炎の時のCVA叩打痛、胆道感染症の時の右季肋部痛など）を探すことが感染源を特定する重要な一歩なのです。しかし高齢者の場合は局所感染症状を認めない場合も多く、元気がない（全身倦怠）、急におかしなことを言う（せん妄）、普段できていたことができなくなった（ADL低下）、食欲不振、転んでしまったなどの漠然とした症状のみのことがあります。このため、高齢者の発熱で

図表2　注意するべき高齢者の細菌感染症

頻度が高い感染症

髄膜炎	発熱による意識障害か髄膜炎かは鑑別が難しい。髄液検査を閾値は下げよう
肺炎	高齢者の感染症のNo1。「肺炎は老人の友」という格言もある。高齢者の感染症では必ず疑おう
胆道感染症	胆石症や肝・胆・膵の手術歴がある場合はリスクが高い。血液検査、CT、腹部エコーなどの検査が有用
尿路感染症	女性、前立腺肥大症のある男性、尿道カテーテル長期留置の高齢者はリスクが高い
軟部組織感染症	糖尿病患者、下肢に浮腫がある患者はリスクが高い。褥瘡は見逃しやすいので背中までくまなく調べよう

見逃しやすい感染症

感染性心内膜炎	長期カテーテル留置患者はリスクが高い。心雑音と血液培養、心エコー（できれば経食道エコー）が診断のカギ。疑わないと見逃される危険が高い
膿瘍形成感染症	高齢者は、肝膿瘍、腸腰筋膿瘍、硬膜外膿瘍などあらゆる場所に膿瘍をきたしやすい。敗血症や感染性心内膜炎が背景にあることも。高齢者の原因がよくわからない発熱では、全身のCTなど画像検査が多くなってしまうのもやむをえない
骨髄炎	骨髄炎の既往がある患者、敗血症や感染性心内膜炎の既往がある患者ではリスクが高い
結核	米国や欧州に比べて日本では増加傾向です。痰が多い、血痰や喀血がある場合は必ず迅速検査をしておく必要がある

は、たとえ発熱の程度が軽度であっても、細菌感染症を積極的に探しにいくという姿勢が必要になります。

図表2に注意するべき高齢者の細菌感染症を示します。これらの感染症は診察だけでは発見できないことも多く、検査が多くなってしまうのは仕方がないと割り切ることも大切です。

これらの感染性疾患が見つからない場合でも、高齢者の発熱は悪性リンパ腫といった腫瘍性疾患や側頭動脈炎・リウマチ性多発筋痛症といった膠原病の可能性もあるため、継続的な評価が必要となります。

実践例2

バイタルサインの評価でDさんは重症な感染症かもしれないと認識したあなたは、I先生と評価を行った。血液検査では白血球22,000/μL、CRP16.9mg/dLと高値で、尿のグラム染色では多数の大腸菌が観察された。Dさんは尿路感染症による敗血症と診断され、入院となった。
3日後には、受診時に実施した血液培養から大腸菌が検出されたという報告があった。

ココがポイント！ 高齢者は重症感染症でも症状が乏しい

❗ 漠然とした症状（食べられない、元気がない、動けない、いつもと違う、言っていることがおかしい）などの症状では必ず感染症を考えること。
❗ 感染源は積極的に検索する必要がある。

CASE 5 お腹を痛がっています。便秘症でしょうか？

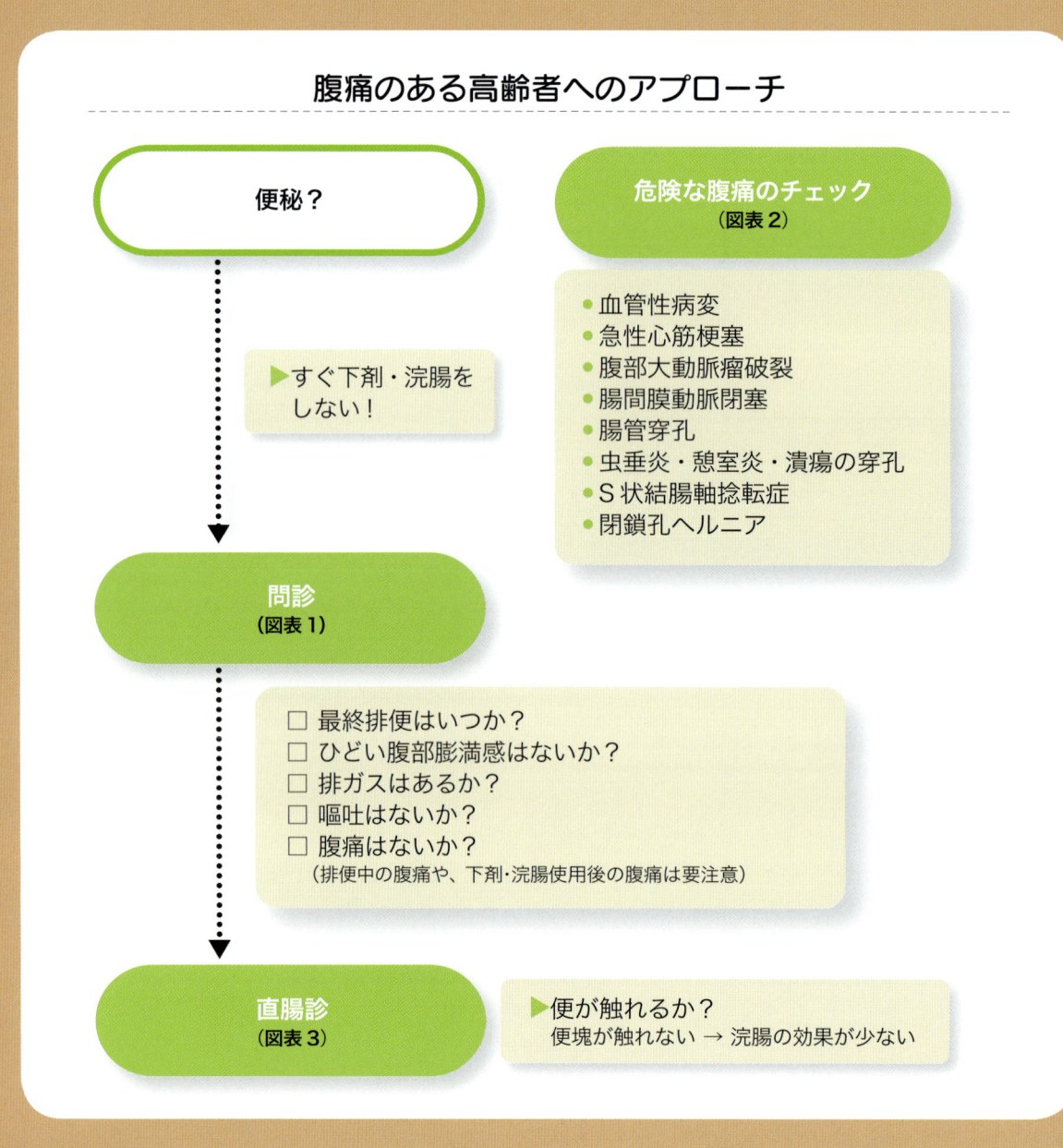

腹痛のある高齢者へのアプローチ

便秘？

▶すぐ下剤・浣腸をしない！

危険な腹痛のチェック
（図表2）

- 血管性病変
- 急性心筋梗塞
- 腹部大動脈瘤破裂
- 腸間膜動脈閉塞
- 腸管穿孔
- 虫垂炎・憩室炎・潰瘍の穿孔
- S状結腸軸捻転症
- 閉鎖孔ヘルニア

問診
（図表1）

- □ 最終排便はいつか？
- □ ひどい腹部膨満感はないか？
- □ 排ガスはあるか？
- □ 嘔吐はないか？
- □ 腹痛はないか？
  （排便中の腹痛や、下剤・浣腸使用後の腹痛は要注意）

直腸診
（図表3）

▶便が触れるか？
便塊が触れない → 浣腸の効果が少ない

キケンな一言「便も数日出ていないし、とりあえず浣腸しておきましょう」

高齢者の"便秘症"には命にかかわる危険な疾患が隠れていることがあります。危険な便秘のキーワードに敏感になりましょう。

> **症例　Eさん（73歳、女性）**
>
> Eさんが「便秘と下腹部痛」を主訴に外来を受診しました。
> 便秘症で自宅にて浣腸したが、全く排便がないため病院に来たと言います。研修医のI先生が診察しましたが、腹部に筋性防御や反跳痛など腹膜刺激症状は認めません。あなたはI先生から「お腹は硬くないので心配ないと思います。便秘症のようですからもう一度浣腸をしてあげてください。自宅ではうまくできなかった可能性もありますし」と指示を受けました。
>
> **課題1**　高齢者の便秘では、どんな点に注意したらいいでしょうか？
>
> **課題2**　高齢者が腹痛をきたす危険な疾患には、どのようなものがありますか？

　高齢者の場合は、便秘や腹痛といったありふれた症状でも、命に関わる重篤な疾患が隠れていることがあります。I先生は診察で腹膜炎のような重篤な所見はないからと安心して浣腸の指示を出しましたが、腹痛の程度がそれほど強くない場合や、診察所見で腹膜刺激症状を認めない場合でも重篤な疾患の可能性があります。

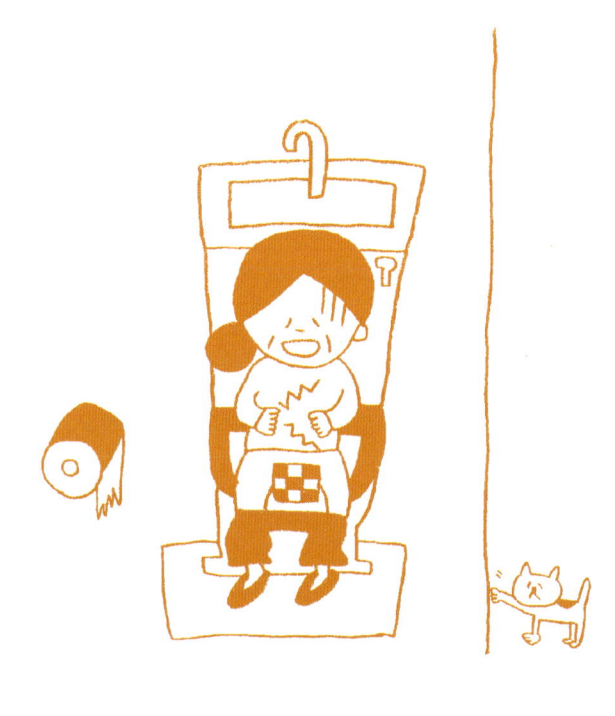

課題1 高齢者の便秘では、どんな点に注意したらいいでしょうか？

便秘という主訴に対して、ついつい便を出せば問題は解決すると早合点して「下剤を出しておきましょう」とか「浣腸してみましょう」という指示で済ませてしまいがちです。しかしここに落とし穴があります。

便秘には「自然な排便のメカニズムが乱れ、便が長時間腸内にとどまり、不快に感じる状態」という小難しい定義があるのですが、要するに患者さんは「自分の思いどおりに便が出ないために不快な症状がある」場合に"便秘"と訴えます。

例えば、悪性腫瘍による腸閉塞（イレウス）の状態でも思うように排便できないので"便秘"となります。このような場合には腸管内の圧が上昇しており、安易に浣腸をしてしまうと腸管穿孔の危険があります。また、腹部大動脈瘤破裂などで外側から直腸が刺激される場合にも便意が出現し、「強い腹痛があって便意はあるのに便が出そうで出ない」ので"便秘"という訴えになります。

このような危険な便秘を見逃さないためには、患者さんの訴える"便秘"がどのようなものなのかを具体的に聞いてみましょう（**図表1**）。

図表1 便秘の問診事項

- ☐ 最終排便はいつか？
- ☐ ひどい腹部膨満感はないか？
- ☐ 排ガスはあるか？
- ☐ 嘔吐はないか？
- ☐ 腹痛はないか？（排便中の腹痛や下剤・浣腸使用後の腹痛は要注意）

問診で危険な便秘を見逃さない

　排ガスもなく、嘔吐を伴うような場合は腸閉塞が強く疑われるため、さらなる精査が必要となります。また、便秘を訴える高齢者の中には今回の症例のように、すでに自宅で浣腸（あるいは下剤を内服）などの処置をしてきている方もいて、そのような処置をしたら腹痛が増強したという病歴や排便中に腹痛が増悪したという病歴があったら、大腸穿孔や大腸がんイレウスなど重篤な病態を検索する必要があります。

　腹痛や嘔吐もなく、排ガスを認めるような便秘の場合は浣腸を考慮することもありますが、浣腸を行う前には必ず直腸診を行い、便が触れるかを確認しましょう。直腸診で便塊が触れない場合は浣腸の効果は少ないと考えられます。

実践例 1

> 高齢者の便秘で浣腸をする前に確認するべきことを理解したあなたは、Eさんに直腸診を行ったところ便塊にまったく触れなかった。再度詳しく問診すると、「ここ1週間ほど便が出ず、本日浣腸したところ急に下腹部痛が出現したため病院へ来た」という情報が得られました。
> 単なる便秘症ではないと考えたあなたは、I先生に「浣腸の前に精査の必要があるのではないか」という旨のアセスメントを伝えた。

ココがポイント！

高齢者の「便秘」の背後に重病あり！

❗ 安易に浣腸、下剤に走らないこと（必ず直腸診を）。
❗ 随伴症状などを詳細に問診すること。
❗ 浣腸後（下剤使用後）や排便中の腹痛は超危険（腸閉塞や大腸穿孔の検索を）。

> **課題 2** 高齢者が腹痛をきたす危険な疾患には、どのようなものがありますか？

　高齢者は交感神経系の機能が低下して、痛みに対して鈍感になっている（難しい言葉で、疼痛閾値（いきち）が上昇しているといいます）ことがあるため、腸管が捻れたり（捻転）、破れたり（穿孔）して、通常であれば強い腹痛と腹膜刺激症状を呈するような病態でも、注意深く診察しないと腹部診察で腹膜刺激症状を発見できないことがあります。高齢者の危険な腹痛の鑑別を**図表2**に示します。

血管性疾患での注意点

　高齢になるほど血管性疾患（急性心筋梗塞、大動脈瘤破裂、腸間膜動脈閉塞）による腹

図表2 高齢者の危険な腹痛の鑑別

分類	疾患	注意点
血管性病変	急性心筋梗塞	高齢者の臍から上の症状では、まず12誘導心電図を確認
	腹部大動脈瘤破裂	高血圧の既往歴があれば、必ず腹部エコーでチェック
	腸間膜動脈閉塞	心房細動、動脈硬化性疾患などの既往があれば造影CTの適用範囲を広げる
腸管穿孔	大腸穿孔	便秘症、浣腸後・排便後の排便増強などの病歴はないか
	虫垂炎・憩室炎・潰瘍の穿孔	若年者に比べて所見が乏しい。原因不明の腹痛は画像検査でフリーエアー探しを
		後腹膜に穿孔したような場合は特に腹部所見が乏しい
腸管の捻転・閉塞	S状結腸軸捻転症	便秘、浣腸後・排便後の腹痛増強などの病歴に注意
	閉鎖孔ヘルニア	高齢女性＋痩せ型＋「内股が痛い」というキーワードでは必ず考えること
		高齢女性の原因不明の腸閉塞では、必ず恥骨スライスまでCTを撮影する
	悪性腫瘍による腸閉塞	右半結腸の悪性腫瘍は腸閉塞になるまで症状が出ないことが多く、貧血が先行することが多い

痛の頻度が高くなるのですが、これらの重篤な血管性疾患であっても腹痛の程度が軽かったり、腹膜刺激症状を呈さないことがあります。

命に関わる腹痛を見逃さない

　血管性病変のトップに急性心筋梗塞が挙げられているように、腹部以外の重篤な疾患でも腹痛をきたすことがあります。「高齢者の臍から上の症状では、まず12誘導心電図で急性心筋梗塞をチェック」という法則を覚えておくことは大変重要です。

　高齢者の命に関わる危険な腹痛を忘れないためには「血管の病気→腸が破れた(穿孔)病気→腸が捻れた(捻転)病気、腸が閉塞した病気」の順番に考えていくと漏れがないと思います。

実践例 2

高齢者の腹痛は痛みがひどくなくても重篤な疾患の可能性があることを理解したあなたは、血管疾患、腸管穿孔、腸管捻転、腸閉塞などを念頭に医師とともに精査を進めた。その結果、S状結腸がんによる腸閉塞が認められ緊急手術となった。

ココがポイント！ 高齢者の腹痛は、症状・所見が軽そうでも要注意！

❗ 高齢者は重篤な疾患でも痛がらない。
❗ 鑑別は「血管が破れる⇒捻れる⇒詰まる」の順番で。
❗ 腹痛でも心筋梗塞あり！臍から上の症状では、必ず12誘導心電図をチェック。

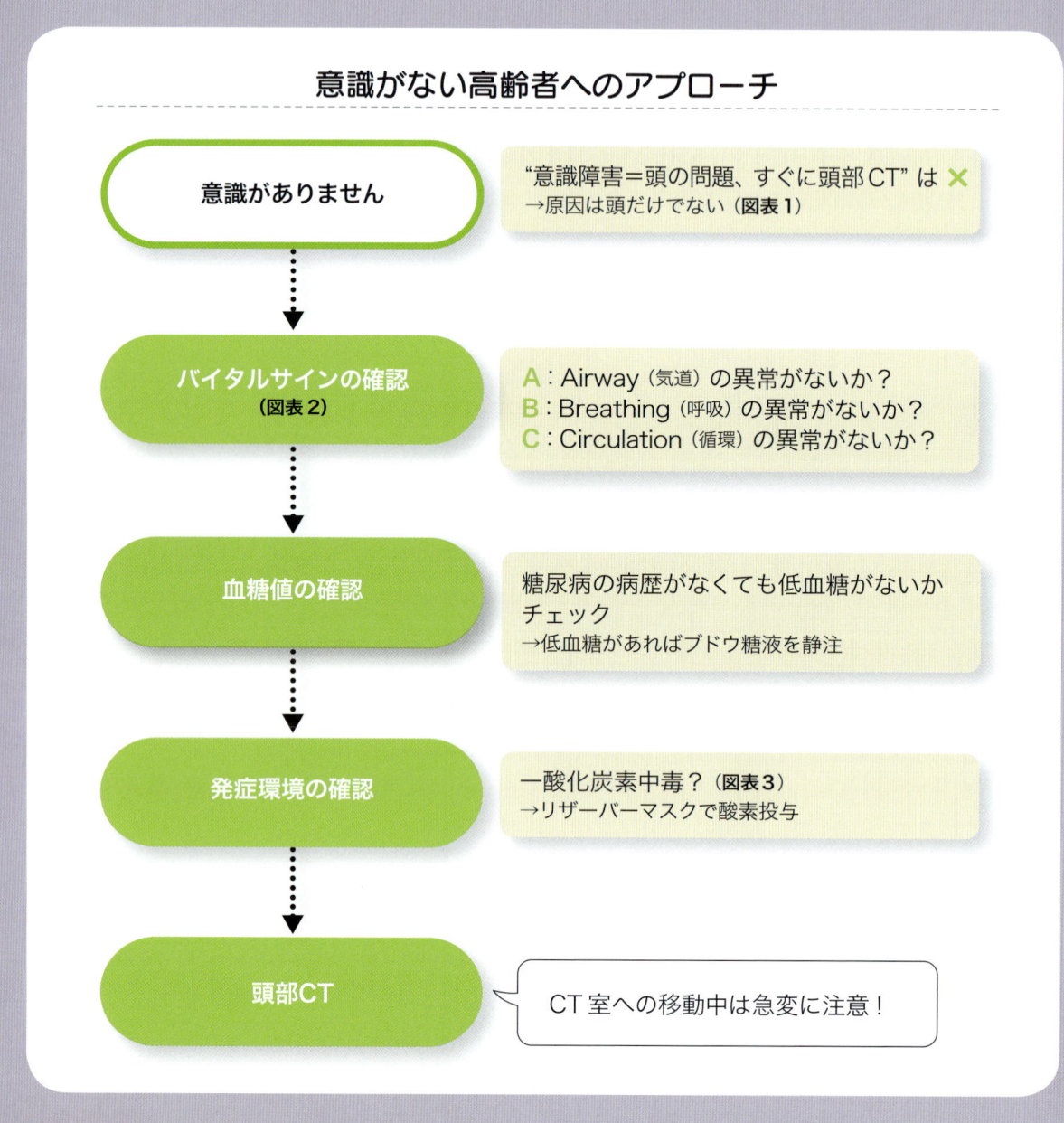

CASE 6 意識がありません

意識がない高齢者へのアプローチ

意識がありません
- "意識障害＝頭の問題、すぐに頭部CT" は ✕
- →原因は頭だけでない（図表1）

↓

バイタルサインの確認（図表2）
- A：Airway（気道）の異常がないか？
- B：Breathing（呼吸）の異常がないか？
- C：Circulation（循環）の異常がないか？

↓

血糖値の確認
- 糖尿病の病歴がなくても低血糖がないかチェック
- →低血糖があればブドウ糖液を静注

↓

発症環境の確認
- 一酸化炭素中毒？（図表3）
- →リザーバーマスクで酸素投与

↓

頭部CT
- CT室への移動中は急変に注意！

キケンな一言

「意識がないのなら、とりあえず頭部CTをとってもらわなきゃ」

意識障害の原因は頭の中だけとは限りません。バイタルサインと血糖値の確認が治療の流れを決定します。

症例　Fさん（79歳、男性）

Fさんが意識障害で救急搬送されました。意識状態はJCS100（刺激しても覚醒しない、痛みに対して払いのける動作をする）程度です。研修医のI先生は「脳出血か脳梗塞でしょう。すぐに頭部CTスキャンを施行しましょう」と指示しました。
CT室からは「5分後に来てください」と連絡がありました。

> **課題1** 意識障害患者の診療では、頭部CTを行う前にどのようなことに注意が必要ですか？
>
> **課題2** 低血糖性昏睡の患者には、どのような対応をしたらよいでしょう

　I先生のように「意識障害＝頭の問題、すぐに頭部CT」と考えてしまう医療者は多くいます。しかし、意識障害症例の半分は頭以外に原因があるといわれています。
　頭部CTは大変有用な検査ですが、すべてをCTに頼ってしまうと半分の症例では意識障害の原因が正しく見つけられない恐れがあります。

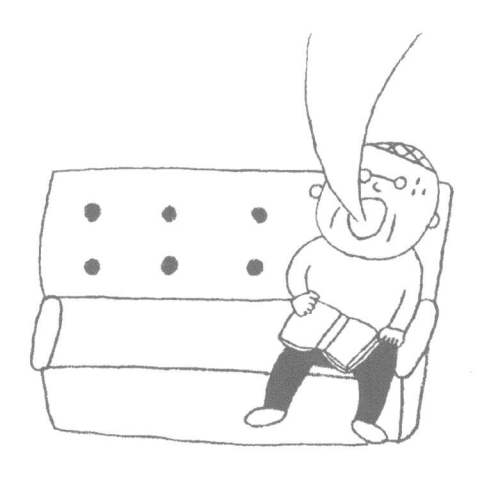

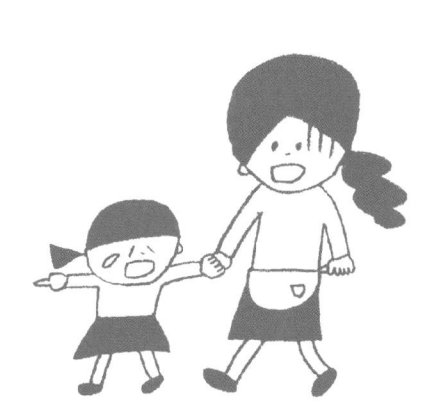

課題1 意識障害患者の診療では、頭部CTを行う前にどのようなことに注意が必要ですか？

意識障害では、頭に原因があるのか、頭以外に原因があるのかを考えることが大切になります（図表1）。

まずバイタルサインの確認

バイタルサインの情報が診断の手がかりになります。意識障害患者が低血圧（収縮期血圧＜90mmHg）の場合は頭蓋内病変以外の可能性がグンと高くなり、反対に高血圧（収縮期血圧＞170mmHg）の場合は頭蓋内病変の可能性が高くなるという研究結果があり、血圧がわかるだけで、原因が頭なのかそれ以外なのか、ある程度の鑑別診断ができてしまいます。

具体的にはA：気道、B：呼吸、C：循環の順番にチェックしていきましょう（図表2）。

次に血糖値の確認

バイタルサインに異常がないことを確認したら、頭部CTに行く前に必ず血糖値のチェックを行いましょう。低血糖はデキスターチェック（指先血糖測定）を行えば30秒で診断が可能です。

糖尿病の病歴がなくても低血糖を呈する病態（副腎不全、敗血症など）があるので、意識障害症例では糖尿病の既往歴にかかわらず、全例血糖チェックを施行することをお勧め

図表1　意識障害の原因

頭に原因がある場合
- ☐ 脳卒中（脳梗塞、脳出血、くも膜下出血）
- ☐ 感染症（脳炎、髄膜炎）
- ☐ てんかん発作
- ☐ 脳腫瘍（原発性、転移性）
- ☐ 頭部外傷

頭以外に原因がある場合
- ☐ ショック
- ☐ 感染症（敗血症、肺炎、尿路感染症など）
- ☐ 中毒（アルコール、薬物、一酸化炭素、硫化水素、シアンなど）
- ☐ 代謝疾患（低血糖、高血糖、肝性昏睡、尿毒症、副腎不全、甲状腺機能低下症など）
- ☐ 電解質異常（ナトリウム、カルシウムの異常）

します。低血糖があれば20％もしくは50％のブドウ糖液を2A（40 mL）静注します。

発症環境は？

意識障害では発症環境（どのような状況で発見されたか）が重要になることがあります。それはどんな原因の場合でしょうか……？　そうです。一酸化炭素中毒です。一酸化炭素結合ヘモグロビン濃度を測定して診断に至るのですが、安価な血液ガス分析装置では測定することができないので、そのような場合は発症環境から推定するより方法がありません。**図表3**に示すような状況があれば、一酸化炭素中毒を考えて、リザーバー付きマスクで10〜15 Lの高濃度酸素投与を行います。

図表2　意識障害患者のバイタルサインチェック

☐ **Airway（気道）の異常がないか？**
　自分で気道確保できている？　舌根沈下はないか？　咽頭反射はあるか？
　☞なければエアウェイの挿入・気管挿管を考慮します

☐ **Breathing（呼吸）の異常がないか？**
　SpO_2は？　呼吸数は？（8回/分未満、30回/分以上は要注意!!）、胸部の動きは？
　☞異常があれば、100％酸素（リザーバー付きマスクで10〜15L）投与を開始。酸素投与のみでSpO_2
　　90％を維持できなければ気管挿管を考慮（例外：肺気腫などで慢性呼吸不全の既往歴があり、CO_2
　　ナルコーシスを疑う場合はSpO_2 90％程度を目標に酸素投与）

☐ **Circulation（循環）の異常がないか？**
　ショック症状（冷汗、手足の湿潤・冷感、血色不良）はないか？　血圧は？
　☞ショック症状や血圧低下があれば、静脈路を確保し、ショックの原因検索を優先（先にも述べましたが、
　　ショックを呈す場合や低血圧の場合は頭蓋内病変以外の可能性が高くなる）

図表3　一酸化炭素中毒を疑う発症環境

❶ 火災現場で煙に巻き込まれていた
❷ 火災現場で救出された。顔面に熱傷・煤あり
❸ 閉鎖空間で、頭痛後に意識障害
❹ 屋根付きガレージでエンジンをかけっぱなしにしていた
❺ 自動車内で集団自殺
❻ 同じ空間にいた複数人が頭痛や意識障害を呈する

「パルスオキシメーターでSpO₂が98％以上あっても酸素投与が必要なのですか？」という質問が聞こえてきそうですが、答えはYESです！

一酸化炭素の拮抗薬は酸素です。一酸化炭素はヘモグロビンと結びつく力が酸素の200倍くらい強力なため、たくさんの酸素が必要になります。我々が日常使用しているパルスオキシメーターでは酸素化ヘモグロビンと一酸化炭素結合ヘモグロビンの区別ができないので、一酸化炭素中毒で本当は酸素化ヘモグロビン濃度は低いのにSpO₂は良い値を示してしまうことがあります。

CT室への移動中は急変に備える

意識障害の患者は常に急変の危険があります。CT室への移動中は急変への対応が遅れやすく注意が必要です。モニターをつけたままバイタルサインをチェックしながらの搬送が望ましいですが、難しい場合は必ず誰か1人は患者の脈拍を触知しながら搬送するべきです。酸素、バッグバルブマスクは必ず持参しましょう。

実践例 1

意識障害では頭に原因があるのか、頭以外に原因があるのかを判断すること、そのためにはバイタルサインと血糖値の測定が重要であることを理解したあなたは、バイタルサインと血糖値を確認した。バイタルサインは血圧110/70mmHg、心拍数90/分、体温36.7℃、呼吸数15/分、SpO₂ 98％と大きな異常は認めなかったが血糖値が33mg/dLであった。50％ブドウ糖液を40 mL静注したところ数分で意識が回復した。

ココがポイント！ 意識障害では頭部CTの前に考えることがある

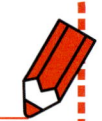

- ❗ 頭が原因？ 頭以外が原因？
- ❗ バイタルサインのチェックが大切（高血圧なら頭の可能性大、低血圧なら頭以外の可能性大）。
- ❗ 血糖値は必ず確認しよう。
- ❗ 発症環境の確認も大切（一酸化炭素中毒の可能性は？）。

PICK UP

高齢者と薬

「毒にも薬にもなる」という言葉がありますが、高齢者では、他の年代に比べて薬剤の副作用による救急受診や入院が発生する危険が高くなります（意識障害、転倒、めまいの項も参照してください）。日本老年医学会のホームページでは「高齢者に対して特に慎重な投与を要する薬物リスト」として約50種類の薬剤に対して注意勧告がなされています（http://www.jpn-geriat-soc.or.jp/drug-list.pdf）。

エビデンスに基づいた薬剤処方をしていても有害作用が出現してしまう危険があるため、薬剤を開始してしばらくの期間は体調の変化に注意が必要です。また、急性胃腸炎による下痢や発熱で水分摂取が十分にできないなど、脱水をきたす状況でも容易に腎機能が低下してしまうため注意が必要になります。

このコラムでは、この他にも日常診療で用いられる薬剤について高齢者での注意点について書きます。

注意点1　ある疾患には治療薬であっても、併存する別の疾患にとっては都合が悪いことがある

高齢者は、いくつもの疾患を同時に持っていることが多くあります。このような場合には治療のために薬剤を処方したのに有害作用をもたらしてしまうことがあるため注意が必要です（★1）。

★1　ある疾患の治療薬が別の疾患の有害作用になってしまう例

1	不整脈、パーキンソン病の治療で抗コリン作用のある薬を処方	緑内障や前立腺肥大症の症状が悪化
2	関節リウマチや変形性膝関節症に対してNSAIDを処方	高血圧症の悪化、心不全や腎機能障害が悪化
3	虚血性心疾患に抗血小板薬を処方、心房細動でワルファリンを処方	胃潰瘍、十二指腸潰瘍から出血
4	慢性心不全の治療にβ受容体遮断薬を処方	気管支喘息や肺気腫の症状が悪化
5	気管支喘息や肺気腫の治療にβ受容体刺激薬を処方	心不全患者の不整脈を誘発

注意点2　薬剤同士の相互作用で有害作用が出現することがある

1つの薬剤では問題がないのに、薬剤同士の飲み合わせが悪くて有害作用が出現してしまうことがあります（★2）。特に、アンギオテンシン受容体拮抗薬（ARB）、アンギオテンシン変換酵素阻害薬（ACE阻害薬）は心不全や虚血性心疾患の再発予防、糖尿病性腎症の進行予防などで有効性を示すエビデンスが集積され多くの高齢者に処方されているため注意が必要です。

★2　高齢者で処方されることが多い薬剤の危険な相互作用

1．	ARB、ACE阻害薬＋NSAID	腎機能が低下し、高カリウム血症をきたす
2．	カリウム保持性利尿薬（スピロノラクトン）＋NSAID	腎機能が低下し、高カリウム血症をきたす
3．	ワルファリン＋NSAID	ワルファリンの作用が増強し、出血傾向の危険あり
4．	ワルファリン＋キノロン系抗菌薬	ワルファリンの作用が増強し、出血傾向の危険あり
5．	バルプロ酸＋カルバペネム系抗菌薬	バルプロ酸の血中濃度が低下し、てんかん発作がおきることがある
6．	ニトログリセリン＋勃起不全治療薬	急速な血圧低下をきたす危険あり

課題2 低血糖性昏睡の患者にはどのような対応をしたらよいでしょうか？

低血糖症による意識障害はブドウ糖投与ですみやかに改善しますが、それだけで診療を終わりにしてはいけません。意識が改善したら次は「なぜ低血糖症をきたしたのか」を検討する必要があります。

まず糖尿病治療歴の有無を確認し、治療歴がある場合は「いつ、何を、どれだけ、使用しているか？」と治療内容の詳細を確認しましょう。中間型・持続型インスリンなど、作用時間

図表4 おもな経口糖尿病薬（特に低血糖に留意すべき薬剤）の作用時間

薬剤一般名、種類	主な商品名	血中半減期（時間）	作用時間（時間）
トルブタマイド	ラスチノン	5.9	6〜12
グリベンクラミド	オイグルコン・ダオニール	2.7	12〜24
グリクラジド	グリミクロン	6〜12	6〜24
グリメピリド	アマリール	1.5	6〜12
ナデグリニド	スターシス・ファスティック	0.8	3
ミチグリニド	グルファスト	1.2	3
DPP-4阻害薬	ジャヌビア、ネシーナなど	12〜17	24

（糖尿病治療ガイド 2016-17 改変引用）

図表5 おもなインスリン製剤の作用時間

インスリン製剤名	主な商品名	発現時間	最大作用時間	持続時間
超速攻型	ノボラピッド	10〜20分	1〜3時間	3〜5時間
	ヒューマログ	15分以内	30分〜1.5時間	3〜5時間
速攻型	ペンフィルR	約30分	1〜3時間	約8時間
	ヒューマカート	30〜60分	1〜3時間	5〜7時間
混合型	ノボラピッド30ミックス	10〜20分	1〜4時間	約24時間
	ペンフィル10R-50R	約30分	2〜8時間	約24時間
	ヒューマカート3／7	30〜60分	2〜12時間	18〜24時間
中間型	ペンフィルN	約1.5時間	4〜12時間	約24時間
	ヒューマカートN	1〜3時間	8〜10時間	18〜24時間
持効型溶解	ランタス	1〜2時間	明らかなピークなし	約24時間
	レベミル	約1時間	3〜14時間	約24時間
	トレシーバ	—	明らかなピークなし	42時間超

（糖尿病治療ガイド 2016-2017 より改変引用）

が長いインスリン製剤やスルホニル尿素系薬剤で治療されている場合は、低血糖が遷延することが多く、長期間の経過観察が必要となります。そのため、肝・腎機能が低下している患者や独居で自宅での見守りが不十分である場合は、経過観察入院を考慮する必要があります。

帰宅させる場合は、今後の治療に関する指示（薬剤やインスリンの減量・中止）を明確に伝えることが重要です。**図表4**および**図表5**によく使用される経口血糖降下薬やインスリン製剤の作用時間を示します。

糖尿病歴のない低血糖は重篤な病態が予想される

糖尿病の既往歴・治療歴がないのに低血糖で意識障害をきたした場合は、副腎不全や敗血症など重篤な病態が予想されるので、全例入院治療となります（人間の体は通常、副腎からはアドレナリンが、膵臓からはグルカゴンが、下垂体からは成長ホルモンが分泌され、いくつもの防御機構で低血糖を防ぐように機能しているので、糖尿病治療がないのに低血糖をきたすのは大変な事態です）。

実践例 2

ブドウ糖投与で意識が回復したFさんに情報を収集したところ、糖尿病で内服治療中であること、最近血糖コントロールが不良であるため、オイグルコンが増量されたことが判明した。
患者が独居であること、薬剤の作用時間が長いことから経過観察入院となった。

ココがポイント！ 高齢者の低血糖症を軽く考えないこと

- ❗ 低血糖性昏睡は原因検索が大切！
- ❗ 糖尿病治療歴があるか？
- ❗ 低血糖の再発に注意しよう（糖尿病治療薬、インスリンの持続時間は？ 患者の腎機能は？）。
- ❗ 再発の危険があれば経過観察入院を。
- ❗ 糖尿病治療歴がない低血糖は原則入院。

CASE 7 呼吸が苦しそうです

呼吸困難の高齢者へのアプローチ

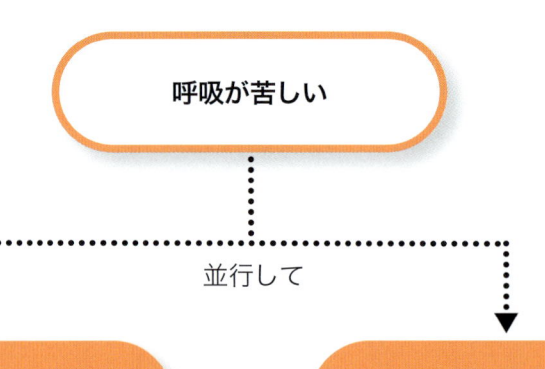

呼吸が苦しい
↓ 並行して ↓

初期対応

バイタルサインのチェック
- □ 呼吸数
  会話の状態から推定
- □ SpO_2
  パルスオキシメーターで確認

酸素投与

◎十分量の投与が原則！
酸素化が改善しない場合や呼吸状態が悪い場合はNPPVや気管挿管による人工呼吸を考慮

原因検索

以下の原因を念頭にフィジカルアセスメント

緊急性の高い呼吸困難の原因
(図表2)
1. 気道
2. 肺
3. 心臓
4. その他（神経、筋、甲状腺、貧血など）

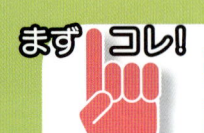

まずコレ！ 呼吸が苦しそうであれば、酸素投与をためらわない

呼吸困難を訴える患者では、最初に十分な酸素投与を行いましょう。原因検索はそれからです。

> **症例　Gさん（76歳、男性）**
>
> Gさんが、「ゼイゼイして呼吸が苦しそう」ということで家族に連れられて救急外来を受診しました。「今日はどうされましたか？」と尋ねると、「看護師さん……今日は……急に……息が……苦しくて……」と確かに苦しそうで冷汗をかいています。パルスオキシメーターの値はSpO$_2$ 86％と低く、急いで処置室に案内したところ、I先生から「CO$_2$ナルコーシスが心配だから酸素は少なめの量で1Lから開始してください」と指示がありました。
>
> **課題1** 呼吸困難症例における初期対応では、どのようなことが大切でしょうか？
>
> **課題2** 呼吸困難の原因には、どのようなものがありますか？

　呼吸困難患者は、「息がしにくい」、「ゼイゼイする」などの訴えで受診します。このような症例では緊急事態である場合も多いため、できる限り早く処置室に入れて酸素（O$_2$）投与、モニター（Monitor）装着、静脈路（IV）ルート確保を行う必要があります（OMIと覚えましょう→p.106）。

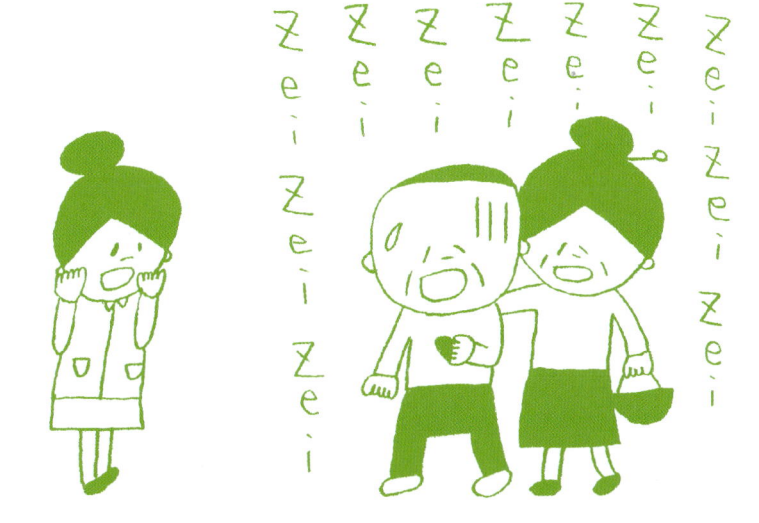

課題1 呼吸困難症例における初期対応では、どのようなことが大切でしょうか？

まずはバイタルサインのチェック

呼吸困難の症例ではまずバイタルサインのチェックを行います。特に呼吸数とSpO₂の確認が重要になります。呼吸数を測定するのはなかなか難しいのですが、患者さんの会話の状態を観察することは呼吸数を推定するのに参考になります。通常、人間は通常5秒に1回程度（12〜15回/分）程度の呼吸なのですが、3秒に1回程度以上の頻呼吸（20回/分）になると、単語の間に息継ぎが入るようになります。「今日はどうされましたか？」と質問して、Gさんのように「看護師さん……今日は……息が……苦しくて……」と単語ごとに息が切れるような場合はかなりの頻呼吸で重症の可能性が高くなります。

呼吸困難でよくある誤解

「呼吸数が早いなら過換気症候群じゃないの？」と考える人がいますが、高齢者でいきなり過換気症候群を発症するのは非常にまれで、ほとんどは重症疾患のサインです（心筋梗塞や急性腹症で激痛のため過換気になっていたり、代謝性アシドーシスを呼吸性に代償するために過換気になっている、など）。

もう1つの大きな誤解として、「呼吸困難＝酸素が足りないこと、パルスオキシメーター

図表1 酸素投与法(低流量システム)と酸素濃度の関係(目安)

鼻カニューラ	酸素流量 (L/分)	1	2	3	4	5
	酸素濃度(FiO_2)(%)	24	28	32	36	40

酸素マスク(フェイスマスク)	酸素流量 (L/分)	5〜6	6〜7	7〜8
	酸素濃度(FiO_2)(%)	40	50	60

リザーバーマスク	酸素流量 (L/分)	6	7	8	9	10
	酸素濃度(FiO_2)(%)	60	70	80	90	99

の値がよければ大丈夫」があります。

　正確なメカニズムは解明されていないのですが、人間は①中枢神経からの呼吸シグナルの増加、②何らかの原因で気道の抵抗が上昇する、③$PaCO_2$が上昇する、という3つの原因で呼吸困難を感じるといわれています。つまり、低酸素血症でなくとも呼吸困難を感じるのです。

　確かに、パルスオキシメーターでSpO_2が低いことは重症な呼吸困難であるといえますが、SpO_2の値が良いからといって、たいしたことはないと早合点してはいけません。SpO_2が低下する前に早期に呼吸困難の原因を探し、早期に対応を行うことが大切です。

次に十分量の酸素投与

　今回のように、呼吸困難症例で低酸素血症を伴っている場合は生命に危険が及ぶ状態です。そのため、酸素投与が重要な治療になります。

　I先生は、CO_2ナルコーシスを心配して酸素は少なめにという判断をしていましたが、これは正しいでしょうか？

　CO_2ナルコーシスは、「通常、人間の呼吸中枢は二酸化炭素が蓄積する刺激で呼吸の命令を出しているが、普段から二酸化炭素が蓄積している慢性呼吸不全の人は低酸素が刺激となって呼吸中枢が刺激される。そこにいきなり高濃度の酸素を投与すると、低酸素がいっぺんに改善されて、呼吸中枢はもう呼吸をしなくてよいのだと勘違いしてしまって、呼吸が止まってしまう」という病態です。

　このようなことを避けるために、肺気腫や慢性気管支炎など慢性閉塞性肺疾患の既往歴がある高齢者や、在宅酸素療法を行っている高齢者、過去の診療録から$PaCO_2$の上昇が証明されているという場合は酸素を低流量（0.5～1L）から開始して、SpO_2 90％程度を目標にする必要があります。これは正論です。しかし、救急現場の大原則として酸素投与を行う場合は十分量を投与することが必要であると覚えてください。

　低酸素状態では、人間は数分で死んでしまいます。言葉は悪いですが、CO_2ナルコーシスになってもバッグバルブマスクで換気ができればすぐに死ぬことはありません。

　しつこいようですが、呼吸困難症例の酸素投与は原則として十分量の投与！　例外は慢性閉塞性肺疾患、在宅酸素療法、過去に$PaCO_2$上昇が証明されている場合のみということを忘れないでください。

酸素投与方法と酸素濃度の関係

　図表1に酸素投与方法とおおよその酸素濃度の関係を示します。患者さんの呼吸状態によって吸入酸素濃度は変化してしまうため、呼吸状態が安定しない場合や、厳密に酸素濃度を規定したい場合（先に述べたようにCO_2ナルコーシスの心配がある場合）にはイ

ンスピロンなど高流量システムを用いた酸素投与が必要になります。

　酸素投与のみで酸素化が改善しない場合や呼吸状態が悪い場合は、NPPV（非侵襲的陽圧換気）や気管挿管による人工呼吸を考慮します。

実践例 1

会話の様子から、相当の頻呼吸で重症である可能性を察知したあなたは、すばやく処置室に移動し、I医師に酸素投与、モニター装着、静脈路確保の指示を依頼した。
患者・家族からは、呼吸器疾患の既往もなく高血圧症で内服治療をしているのみであるとの情報を確認した。I医師はCO_2ナルコーシスが心配といったが、慢性的に高CO_2血症である可能性は低いと判断したあなたは、I医師に「SpO_2も低く、冷汗をかいている重症の呼吸困難なので高濃度の酸素を投与するべきではないでしょうか」と進言した。

ココがポイント！

呼吸困難では、呼吸数チェックと酸素投与が大切

- ❗ 会話から呼吸数や呼吸状態を推定できるようにしよう。
- ❗ 酸素投与は十分量が原則！低酸素状態は数分で致命的。
- ❗ 慢性閉塞性肺疾患、在宅酸素療法中、過去に$PaCO_2$上昇ありの場合のみ、低容量(0.5～1L)から開始してSpO_2 90%を目標に。

PICK UP

低流量システムによる酸素投与

酸素投与は、自発呼吸時、補助呼吸時、調整呼吸時に、それぞれ酸素化の維持のために実施されます。低流量とはマスクから供給される総流量が、患者の1回換気量より少ないことを意味します。低流量酸素投与には鼻カニューラ、酸素マスク（フェイスマスク）、リザーバーマスクがあります。救急場面では十分量を投与するというのが大原則です。

鼻カニューラ

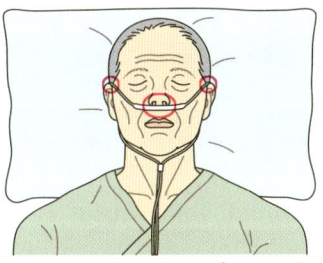

○皮膚トラブルに注意

使用上の注意点

- 酸素流量は5L/分程度までに
  ☞ これ以上吸入しても、酸素濃度の上昇はあまり期待できず、苦痛が大きくなります
- 皮膚トラブルに注意！
  ☞ 長時間使用すると、耳介部など皮膚と酸素チューブの接触で潰瘍が生じる
- COPDの急性増悪時に使用する時は慎重に低流量から増やす
  ☞ 低換気によって吸入酸素濃度が上昇し、CO_2ナルコーシスを起こす危険がある
- 常時口呼吸の患者には、有効ではない
  ☞ 酸素ガスを鼻腔から入れるため

酸素マスク（フェイスマスク）

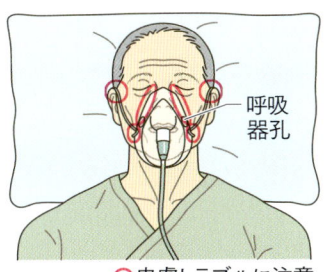

呼吸器孔

○皮膚トラブルに注意

使用上の注意点

- 酸素流量は5L/分以上
  ☞ マスク内の呼気ガスを再呼吸しないため
- 皮膚トラブルに注意！
  ☞ 長時間使用すると、耳介部など皮膚とマスクの接触で潰瘍が生じる

リザーバーマスク

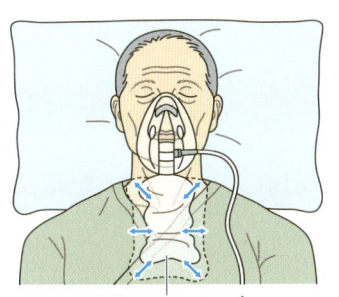

リザーバーバッグ

使用上の注意点

- 酸素流量は6L/分以上に
  ☞ 酸素流量が少ないと、呼気ガスを再呼吸する恐れがある
- 長期間の使用には適さない
  ☞ 高濃度酸素を吸入するため、酸素中毒、吸収性無気肺などを起こす可能性がある

課題 2 呼吸困難の原因には、どのようなものがありますか？

　呼吸困難症例では、全身状態の安定化のために酸素投与などの処置と並行して、原因は何かを考えることが重要になってきます。呼吸困難をきたす原因は非常にたくさんありますが、救急の現場では「気道」、「肺」、「心臓」、「その他」の4つのどこに原因があるかを考えていくと理解しやすいです（**図表2**）。

気道の問題

　アナフィラキシーや気道異物が原因の場合は、急速（数分以内）に呼吸困難が進行する危険があります。気道に問題が生じた場合は息を吸った時に喘鳴（吸気性喘鳴：stridor）を生じることがあるため、呼吸時の異常音を確認することが大切です。アナフィラキシー

図表2　緊急性の高い呼吸困難の原因疾患

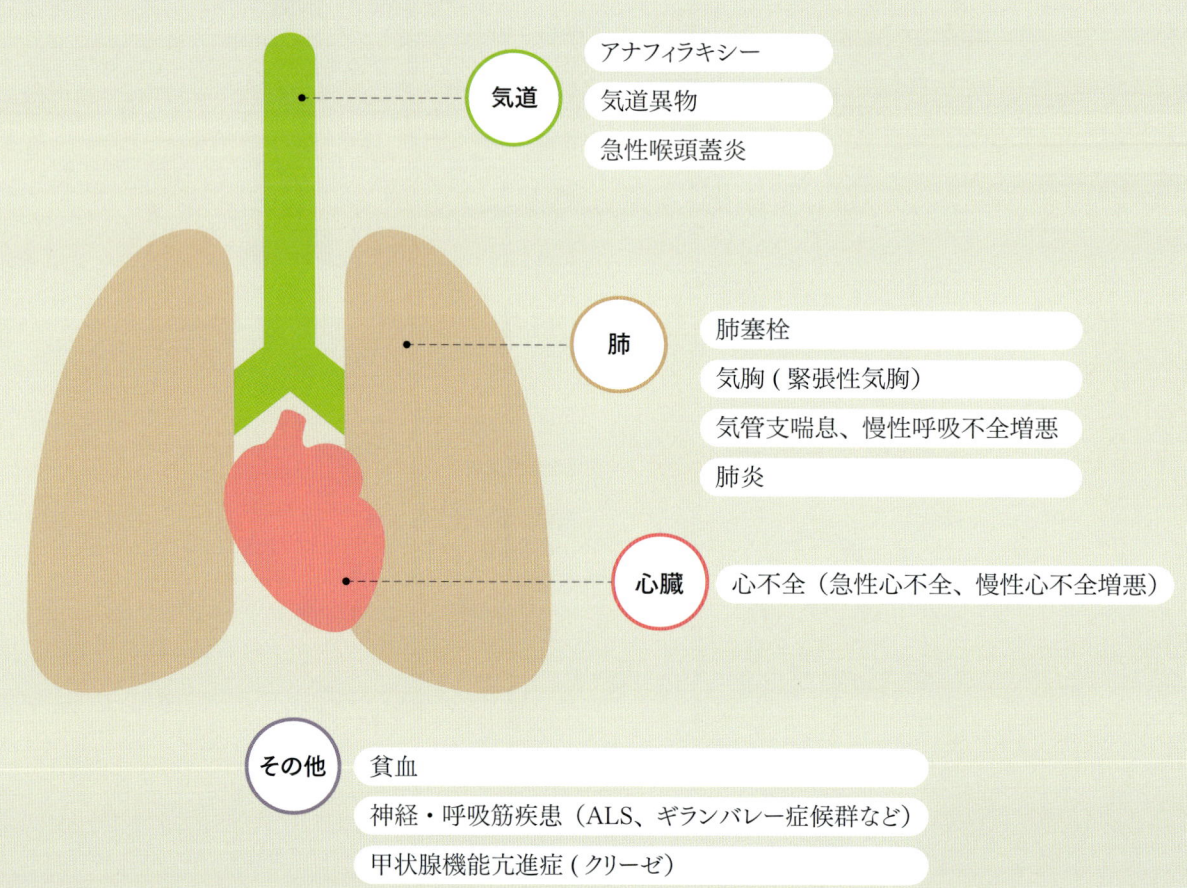

- **気道**
  - アナフィラキシー
  - 気道異物
  - 急性喉頭蓋炎

- **肺**
  - 肺塞栓
  - 気胸（緊張性気胸）
  - 気管支喘息、慢性呼吸不全増悪
  - 肺炎

- **心臓**
  - 心不全（急性心不全、慢性心不全増悪）

- **その他**
  - 貧血
  - 神経・呼吸筋疾患（ALS、ギランバレー症候群など）
  - 甲状腺機能亢進症（クリーゼ）

を疑う場合は、何を食べたか、どんな薬を飲んだのか、じんましんの合併はないかを確認します。アナフィラキシーを疑った場合は、ただちにアドレナリン 0.3mg の筋注が治療になります。

　気道異物としては、高齢者では入れ歯や差し歯、PTP 包装、食物などが多く、これらの確認が重要です。

　急性喉頭蓋炎は日本では中年 (特に男性) に多く、高齢者では稀ですが、発熱と咽頭痛をきたしている場合は念頭におく必要があります。喉頭の部分を軽く押した時に圧痛がある場合は要注意です。安易に刺激しないで、喉頭の X 線撮影を行って、早急に耳鼻科医に相談する必要があります。

肺の問題、心臓の問題

　緊張性気胸の場合は、アナフィラキシーや気道異物と同様に、急速 (数分以内) に呼吸困難が進行する危険があります。緊張性気胸は胸部 X 線を撮っている時間もないくらいの緊急事態なので、病歴と身体所見が特に重要になってきます（**図表 3**）。

　心不全や気管支喘息・慢性閉塞性肺疾患の増悪は、高齢者の呼吸困難の原因として頻度の高いものです。これらは同じように喘鳴（呼気性喘鳴：wheeze）を伴うのですが、治療が異なるので正しく鑑別を行う必要があります（気管支喘息や慢性閉塞性肺疾患の増悪時の治療に用いる気管支拡張薬は、副作用で頻脈をきたし、心不全を増悪させることがあります）。

　心不全と慢性閉塞性肺疾患の急性増悪の鑑別のためには、早期に胸部 X 線検査を行い

図表3 緊張性気胸を疑うポイント

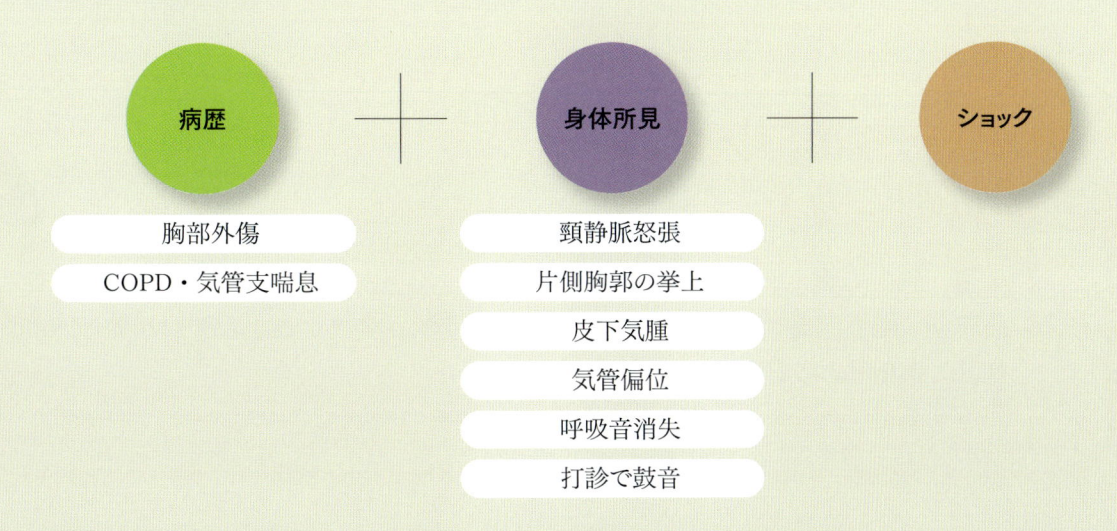

病歴 ＋ 身体所見 ＋ ショック

病歴：
- 胸部外傷
- COPD・気管支喘息

身体所見：
- 頸静脈怒張
- 片側胸郭の挙上
- 皮下気腫
- 気管偏位
- 呼吸音消失
- 打診で鼓音

ます（一部の施設では、心不全の時に上昇する血中のBNP［ナトリウム利尿ペプチド］を測定する場合もあります）。

　心不全では多くの場合、心拡大、心血管陰影の増強、胸水貯留といった所見が認められます。また、浮腫や末梢の冷汗や、Ⅲ音の聴取などは心不全に特徴的な身体所見です。治療は、心不全の場合は利尿薬（ラシックス）や血管拡張薬（ニトログリセリンやハンプ）が、COPD増悪や気管支喘息の場合は気管支拡張薬吸入やステロイドなどが用いられます。

　心不全の場合も慢性閉塞性肺疾患や気管支喘息増悪の場合も、初期治療を行った後に増悪した原因（感染や治療をしていなかった、などが多い）を検索することが大切です。肺塞栓症については胸痛の項で説明していますが（→p.89）、重篤な疾患にもかかわらず特徴的な所見がないため、原因がよくわからない呼吸困難では、必ず鑑別診断に加えてください。

実践例2

呼吸困難をきたす重篤な原因を理解したあなたは、Gさんのフィジカルアセスメントを行った。両肺で呼気性喘鳴を聴取し、両下肢に浮腫を認めた。I医師の指示で行った胸部X線では肺うっ血を認め、急性心不全として治療が開始された。

ココがポイント！ 呼吸困難の原因は部位別に考えよう

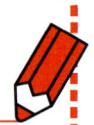

- 気道、肺、心臓、その他、のどこが悪いの？
- 心不全、慢性閉塞性肺疾患、気管支喘息は症状が似ているため鑑別が難しい。胸部X線を早めに撮影すること。

PICK UP

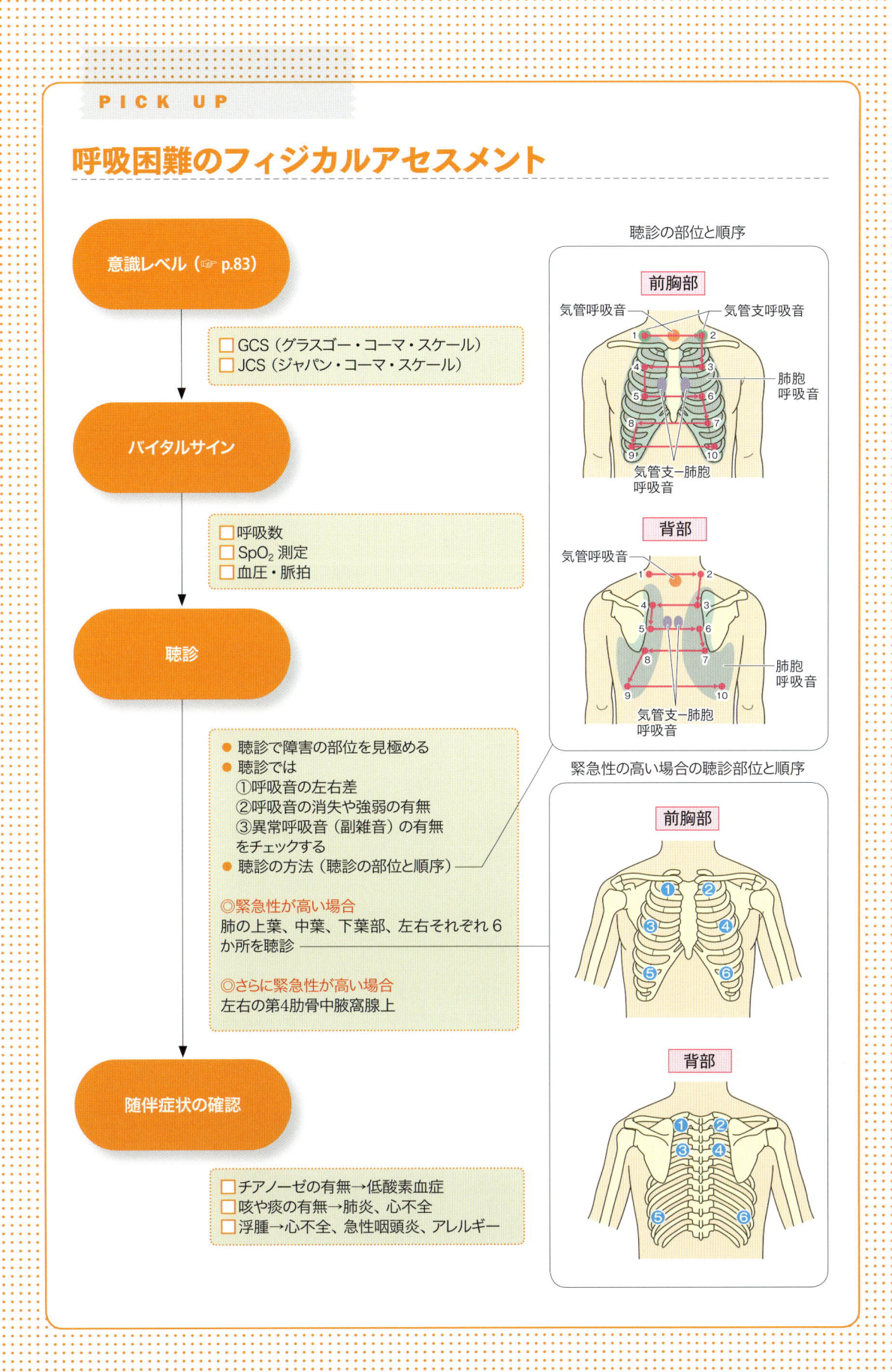

呼吸困難のフィジカルアセスメント

意識レベル（☞ p.83）

- ☐ GCS（グラスゴー・コーマ・スケール）
- ☐ JCS（ジャパン・コーマ・スケール）

↓

バイタルサイン

- ☐ 呼吸数
- ☐ SpO_2 測定
- ☐ 血圧・脈拍

↓

聴診

- ● 聴診で障害の部位を見極める
- ● 聴診では
  ①呼吸音の左右差
  ②呼吸音の消失や強弱の有無
  ③異常呼吸音（副雑音）の有無
  をチェックする
- ● 聴診の方法（聴診の部位と順序）

◎**緊急性が高い場合**
肺の上葉、中葉、下葉部、左右それぞれ6か所を聴診

◎**さらに緊急性が高い場合**
左右の第4肋骨中腋窩腺上

↓

随伴症状の確認

- ☐ チアノーゼの有無→低酸素血症
- ☐ 咳や痰の有無→肺炎、心不全
- ☐ 浮腫→心不全、急性咽頭炎、アレルギー

聴診の部位と順序

前胸部
気管呼吸音／気管支呼吸音／肺胞呼吸音／気管支－肺胞呼吸音

背部
気管呼吸音／肺胞呼吸音／気管支－肺胞呼吸音

緊急性の高い場合の聴診部位と順序

前胸部

背部

CASE 8 意識を失ったようです。今は回復しましたが……

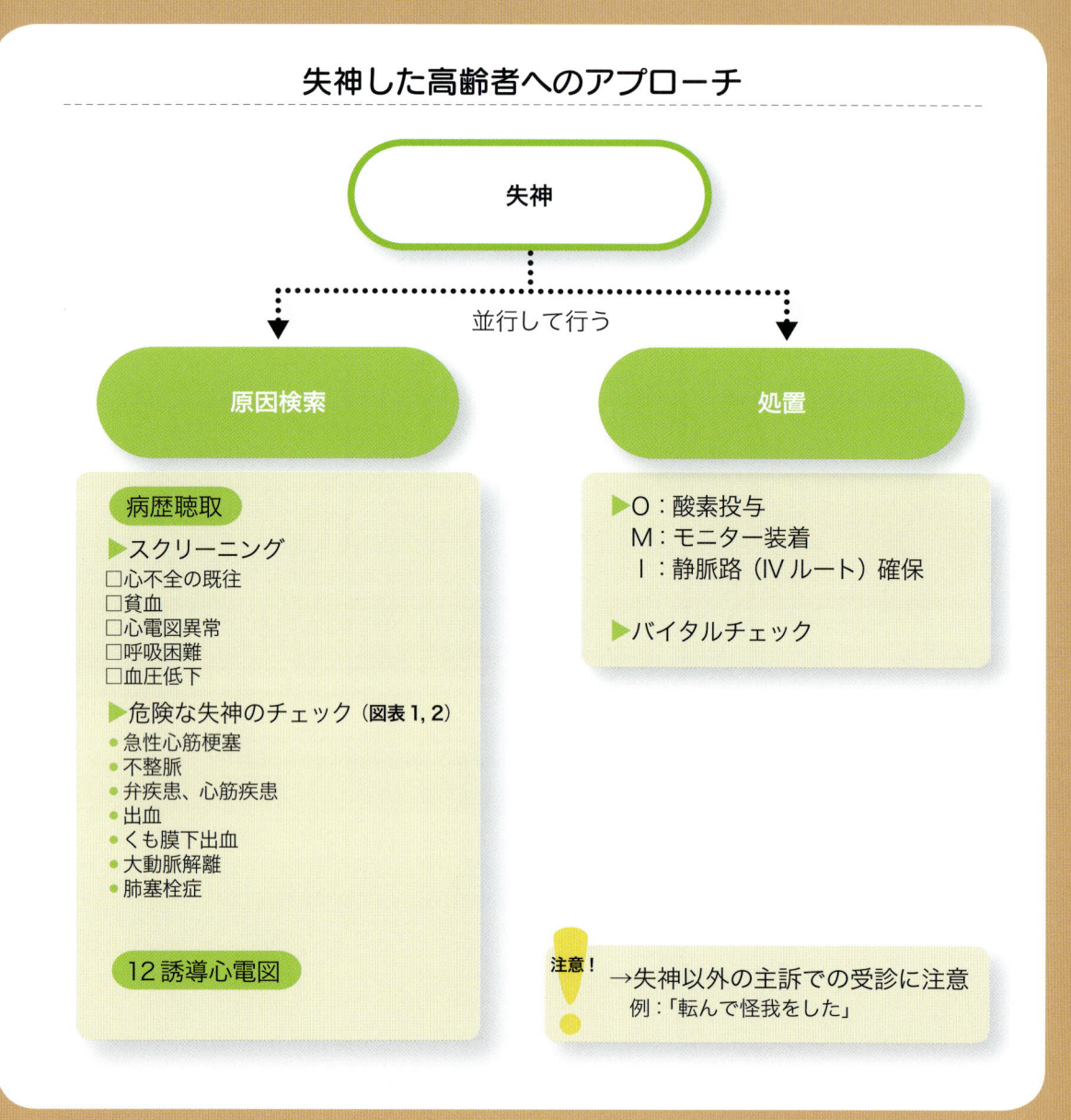

失神した高齢者へのアプローチ

```
          失神
     ┌─────┴─────┐
     ↓  並行して行う  ↓
  原因検索          処置
```

原因検索

【病歴聴取】
▶ スクリーニング
□ 心不全の既往
□ 貧血
□ 心電図異常
□ 呼吸困難
□ 血圧低下

▶ 危険な失神のチェック（図表1, 2）
- 急性心筋梗塞
- 不整脈
- 弁疾患、心筋疾患
- 出血
- くも膜下出血
- 大動脈解離
- 肺塞栓症

【12誘導心電図】

処置

▶ O：酸素投与
　M：モニター装着
　I：静脈路（IVルート）確保

▶ バイタルチェック

注意！ → 失神以外の主訴での受診に注意
例：「転んで怪我をした」

キケンな一言　今は意識が回復しているのなら、TIA（一過性脳虚血発作）でしょう

TIAで意識を失うことは非常にまれです。生命に危険が及ぶ心血管疾患を考えましょう。内服している薬剤の確認も忘れずに。

> **症例　Hさん（83歳、男性）**
>
> 老人保健施設の医師から「入所者のHさんが車椅子から滑り落ちてしまった。すぐに呼びかけたが反応がなく意識を失ったようだ。呼びかけているうちに2〜3分で意識は回復した。TIA(一過性脳虚血発作)だと思うが頭部CTを撮ってもらえないか」という電話相談がありました。
>
> **課題1** この症例は本当にTIAでしょうか？ 危険な失神をスクリーニングするためにはどのような情報を聴取するべきでしょうか？
>
> **課題2** 失神患者の初期対応はどのような手順で行うべきでしょうか？

失神以外の主訴での受診に注意！

　主訴が「気を失った」とか「倒れた」であれば、正しく失神の評価を行うことができると思うのですが、実際には失神して転倒し外傷を負った場合であっても「転んで怪我をした」という主訴だと、医療者の評価は外傷に集中してしまいがちです。

　多くの病院では、内因性疾患は内科系担当医が、外傷は外科系担当医が診療する体制をとっているのではないでしょうか？ 受付から外科医に「先生、転んで怪我をした患者さんが受診します。よろしくお願いします」と連絡があったときには、「怪我の診療をすればよい」という先入観（バイアス）が生じやすく、背後に失神があった可能性が忘れ去られてしまう危険があります。

　このような失敗を回避するためには、「転倒して怪我をした」という症例では最初に診療する医師や看護師が「転んだときのことは覚えているか？」や「意識を失っていないか？」を確認します。意識消失の可能性がある場合は、失神の精査も並行して行うことを心がけましょう（→p.34）。

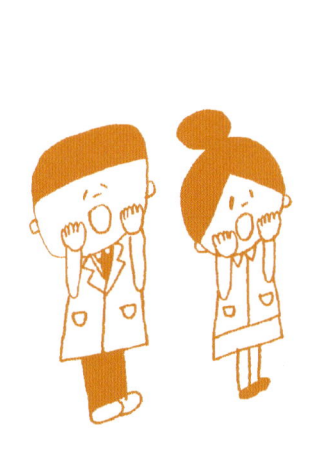

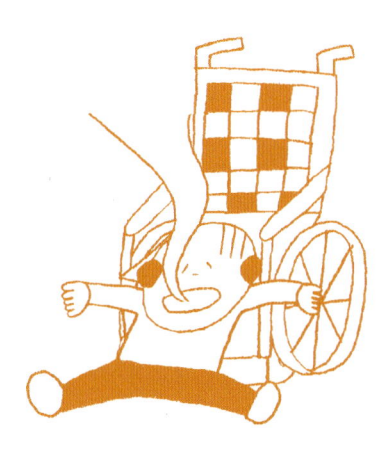

課題1 この症例は本当にTIAでしょうか？危険な失神をスクリーニングするためにはどのような情報を聴取するべきでしょうか？

今回のHさんのように、「姿勢が保持できなくなるくらいの意識消失で、治療しなくても短時間で完全に元の状態に戻るような病態」を失神といいます。

「失神の原因は何でしょう？」と質問すると、TIAと答える看護師や若い医師を見かけます。難しい話になりますが、椎骨－脳底動脈系の一過性の血流不全がおこるようなTIAでは確かに一時的に意識を失うことがあります。しかし、このような場合は必ず複視（物が二重に見える）や片麻痺（体の左右半分だけが麻痺をきたす状態）などの神経学的異常所見を伴います。一時的に意識を失っただけで神経学的な異常所見を伴わない場合は、安易にTIAと判断しないことが重要です。

今回のように、一過性意識消失＝TIAと判断してしまい、すぐに頭部CT検査……というように意識障害の原因を「頭」に求めてしまうと、「頭」以外の危険な原因を見逃してしまいます。

失神をきたす原因は多くありますが、**図表1**に示すような疾患は特に命にかかわる危険があり要注意です。

図表1 危険な失神が疑われる疾患

急性心筋梗塞	重篤な不整脈（心室頻脈や徐脈）をきたして失神する危険があります
不整脈	WPW症候群、QT延長症候群、ブルガダ症候群といった疾患では、重篤な不整脈発作をおこして失神する危険があります
弁疾患、心筋疾患	大動脈弁閉鎖不全、大動脈弁狭窄や肥大型心筋症では失神をおこすことがあります
出血	消化管出血、子宮外妊娠（若い女性の場合）では起立時に失神をおこすことがあります
くも膜下出血	脳動脈瘤が破裂した刺激で失神をきたすことがあります
大動脈解離	頸動脈、椎骨動脈に解離が及ぶ場合や心タンポナーデをきたすと失神をおこすことがあります
肺塞栓症	原因は不明ですが失神をきたすことがあります

危険な失神を見逃さない

　電話相談やトリアージの際は、心不全の既往はないか、貧血ではないか、心電図の異常はないか、呼吸困難ではないか、血圧は低下していないか、を必ず確認しましょう。これらの項目に該当する時は危険な失神の可能性が高く、入院が必要なことがあるので、救急車での受診や診察順位の繰上げが必要になります。

　これらの項目がなくても安心してはいけません。高齢者の失神は、若年者の失神に比べて危険なことが多く、また原因がはっきりしない失神の場合、その後に入院や死亡などの危険が高くなるという報告が多数あります。これらを考えると、失神をきたした高齢者は原則として病院受診を勧めた方が安全です。

TIA なら安心か？

　それでは、本当に TIA が考えられる場合は、どのように対応したらよいでしょうか？

　TIA では多くの場合、診察時にはすでに症状が改善してしまっているため、「今大丈夫なら心配ないでしょう。また外来に来てください」など安易な説明をしてしまいがちです。しかし TIA には、短期間で脳梗塞に発展してしまう危険なものがあり、このような危険な TIA に対しては抗血小板薬の投与、入院など慎重な対応が求められます。

　脳梗塞に移行しやすい危険な TIA を見つけるためには年齢、血圧、症状、持続時間、糖尿病の既往を確認することが重要で、アメリカやイギリスではこれらの英語の頭文字を

図表2　TIAが脳梗塞に進展する危険因子 "ABCD^2"

A	Age	60歳以上	1点
B	Blood Pressure	高血圧（収縮期血圧 ≧ 140mmHg　and/or　拡張期血圧 ≧ 90mmHg）	1点
C	Clinical Feature	片麻痺	2点
		言語障害（麻痺なし）	1点
D	Duration	60分以上症状継続	1点
		10～59分の症状継続	1点
	Diabetes	糖尿病	1点

2日以内に脳梗塞に発展する危険性
- 0～3点：**1%**
- 4～5点：**4.1%**
- 6～7点：**8.1%**

とって"ABCD² スコア"と呼ばれており（**図表2**）、点数が高いほど脳梗塞に移行する危険が高くなります。

> **実践例 1**
>
> Hさんの一過性意識障害は失神の可能性が高かった。失神ならTIAよりも生命に危険が及ぶ原因を先に検索する必要があるので、心不全の既往、貧血、心電図異常、呼吸困難、血圧低下などの症状・病歴について情報収集を行った。老人保健施設の看護師の話で、Hさんは以前から心不全が指摘され内服治療をしていることが判明した。あなたは、老人保健施設の看護師に対して「救急車でただちに受診させてほしい」と伝えた。

ココがポイント！

一過性意識障害は意識が回復していても安心できない

❗ 一過性意識障害をTIAと早合点しないこと。頭以外に危険な原因あり！
❗ 危険な失神のスクリーニングは心不全の既往、貧血、心電図異常、呼吸困難、血圧低下をチェック！ 該当すれば入院を考慮する。高齢者の失神は予後不良なため、慎重な評価が必要。

PICK UP

意識レベルの評価

意識レベルは「覚醒」と「認識」の程度によって判断します。覚醒の程度は、呼びかけ刺激や痛み刺激の反応で評価します。認識の程度は、質問に対する応答内容や命令動作の正確さなどで判断します。以下に意識レベルのチェックポイントをまとめました。

全身状態のチェック

- ☐ 顔色　　（赤い→発熱、高血圧／青い→貧血、大量出血）
- ☐ 発汗
- ☐ 脱力　　（脱水症や熱中症の可能性）
- ☐ こわばり
- ☐ 嘔吐
- ☐ 失禁　　（脱水症や熱中症、糖尿病性昏睡の可能性）
- ☐ 体温　　（高い→熱中症など／低い→ショックなどで循環血液が減少）
- ☐ 口臭　　（アンモニア臭→肝性昏睡、腎機能障害／アセトン臭（刺激臭）→糖尿病性昏睡）
- ☐ けいれん（てんかんや脱水症、熱中症、脳外傷などの可能性）
- ☐ 眼球　　（白目をむいているか）

意識レベルの評価法

意識レベルの評価法にはGCSとJCSがあります（図表）。
救急現場ではどちらの評価法も有用ですが、集中治療室などで意識障害の程度を経時的に評価するにはGCSが優れています。

図表　GCS（Glasgow Coma Scale）

項目	反応	スコア
開眼（E）	自発的に開眼する	4
	呼びかけに対して開眼する	3
	疼痛刺激に対して開眼する	2
	まったく開眼しない	1
言語応答（V）	見当識あり	5
	混乱した会話	4
	でたらめな言葉	3
	理解できない声	2
	発声なし	1
運動応答（M）	命令に応じる	6
	痛み刺激の部位に手足をもっていく	5
	痛みに対して逃避する	4
	四肢を異常屈曲する	3
	四肢を進展する	2
	まったく動かさない	1

図表　JCS（Japan Coma Scale、3-3-9度式）

大分類	小分類	JCS
I. 刺激しなくても覚醒している	意識清明とはいえない、いまひとつはっきりしない	1
	見当識障害あり	2
	自分の名前や生年月日が言えない	3
II. 刺激すると覚醒するが、刺激をやめると眠ってしまう	普通の呼びかけで開眼する	10
	大きな声をかけたり、身体を揺さぶったりすると開眼する	20
	痛み刺激と呼びかけを繰り返してやっと開眼する	30
III. 刺激しても覚醒しない	痛み刺激に対し、払いのけ動作をする	100
	痛み刺激で少し手足を動かす、顔をしかめる	200
	痛み刺激に反応しない	300

課題2 失神患者の初期対応は、どのような手順で行うべきでしょうか？

失神患者は心停止の危険があります。原因の評価を行うのと並行して、処置も進める必要があります。患者が搬送されてきたらできるだけ早く酸素（O_2）投与、モニター装着、静脈路（IVルート）確保（3つの頭文字をとってOMIと呼びます→p.106）とバイタルサインの確認を行うことが重要です。

失神の原因検索は、病歴聴取と12誘導心電図の評価が柱になります。

診察の最初に再度、①心不全の既往、②貧血（ヘマトクリット＜30％）、③心電図異常、④呼吸困難、⑤血圧低下(収縮期血圧＜90 mm Hg)を念頭に病歴聴取と心電図検査を行いましょう。これらの項目が発見された場合は入院を考慮するべきです。

この5項目のスクリーニングで明らかに該当するものがない場合は、**図表3**に示した8項目を詳細に評価しましょう。ここでも該当しなければ危険な失神の可能性は非常に低くなります。

8項目もあって暗記することは難しいのですが、とにかく心血管性失神と出血性失神を見逃さないことを常に心がけて診療にあたることが大切です。

実践例2

失神の診療手順を理解したあなたはHさんに対して医師の指示の下で酸素投与、モニター装着、静脈路確保を行い、心血管性失神や出血性失神など危険な失神を念頭に病歴聴取と12誘導心電図を施行した。Hさんは慢性心不全で利尿薬を内服していること、数日前から下痢をしていることが判明し、心電図ではQT延長が認められた。血液検査では血清カリウムが2.1mEq/Lと著明な低カリウム血症が認められた。このことを医師に報告し、結局下痢と利尿薬による低カリウム血症でQT延長症候群をきたし、心室性不整脈が発生して失神したのではないかということで入院となった。

図表3 危険な失神のチェックリスト

- ☐ 急性冠症候群の症状、症候はないか？
    - ☐ 胸痛はなかったか？
    - ☐ 12誘導心電図でST変化は？
    - ☐ 新しい心電図異常は？
    - ☐ 呼吸困難は？
- ☐ 心疾患の既往はないか？
    - ☐ 心不全の既往は？
    - ☐ ペースメーカーを入れていないか？
    - ☐ 埋め込み式除細動器を入れていないか？
    - ☐ 抗不整脈薬を内服していないか？
- ☐ 突然死の家族歴はないか？
- ☐ 弁膜性心疾患の症状
    - ☐ 心雑音をチェック
    - ☐ 労作時に失神？
- ☐ 心伝導系の疾患（不整脈）の症状
    - ☐ 仰臥位や座位のままで失神？
    - ☐ 失神を反復していないか？
    - ☐ 動悸はないか？
    - ☐ 心電図で房室ブロックはないか？
    - ☐ 心電図でQT延長（500msec以上）はないか？
- ☐ 循環血液量低下
    - ☐ 起立時に失神や立ちくらみはなかったか？
    - ☐ 消化管出血の可能性はないか？
    - ☐ 吐血、下血、黒色便は？
    - ☐ ヘマトクリット＜30％ではないか？
    - ☐ ひどい脱水はないか？
    - ☐ 妊娠反応（若い女性）は？
- ☐ 遷延するバイタルサインの異常
    - ☐ 頻呼吸（24/分以上）は？
    - ☐ SpO_2＜90％ではないか？
    - ☐ 徐脈（50/分未満）や頻脈（100/分以上）は？
    - ☐ 低血圧（収縮期血圧90mmHg未満）は？
- ☐ 神経疾患
    - ☐ 頭痛はないか？ ☞あればくも膜下出血の可能性あり
    - ☐ 神経欠落症状はないか？ ☞あれば脳出血の可能性あり

ココがポイント！

失神診療は病歴聴取と心電図が重要！

❗ 診察と並行してOMI（酸素投与、モニター装着、静脈路確保）の処置を迅速に行う。
❗ 心血管性失神と出血性失神を絶対に見逃さない！
❗ チェックリストを用いてもれなく確認しよう。

CASE 9 胸を苦しがっています

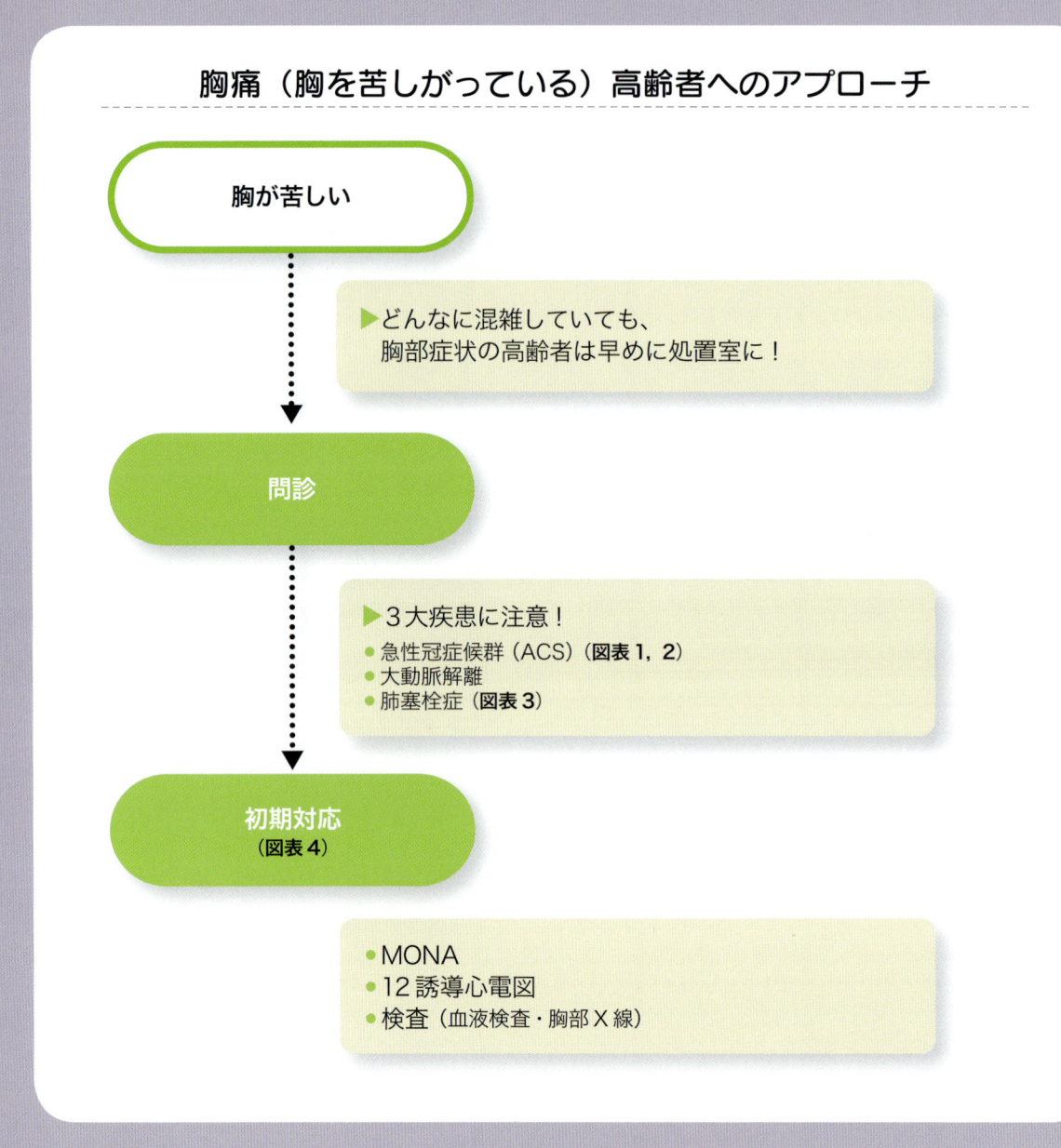

胸痛（胸を苦しがっている）高齢者へのアプローチ

胸が苦しい

▶ どんなに混雑していても、胸部症状の高齢者は早めに処置室に！

問診

▶ 3大疾患に注意！
- 急性冠症候群（ACS）（図表 1, 2）
- 大動脈解離
- 肺塞栓症（図表 3）

初期対応
（図表 4）

- MONA
- 12 誘導心電図
- 検査（血液検査・胸部 X 線）

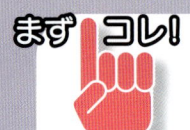

まずコレ！ 急性冠症候群（ACS）を念頭に病歴聴取と迅速な 12 誘導心電図を

命にかかわる胸痛の中でも、急性心筋梗塞は迅速に対応することで救命率は飛躍的に向上します。早く見つけるためには、的確な病歴聴取と迅速な 12 誘導心電図実施がカギとなります。

> **症例　Iさん（79歳、男性）**
>
> Iさんは「胸を苦しがっている」ということで家族に連れられて受診しました。日曜日の午後のため救急外来は混雑しており、すぐに診察できる医師はおらず、看護師のあなたが初期対応をすることになりました。バイタルサインは、意識レベル清明、血圧150/90mmHg、心拍数90/分、SpO$_2$ 97%です。
>
> **課題1** 胸痛で高齢者が外来を受診した場合は、どのような疾患を考えるべきでしょうか？
>
> **課題2** 虚血性胸痛患者では、どのような初期対応が必要でしょうか？

　胸痛を呈する疾患は数多くあります。特に救急外来を受診した患者では、命にかかわる重篤疾患から先に考えることが重要です。高齢になるほど重篤疾患の危険が高くなりますが、症状が激しくないことも多いので注意が必要です。くれぐれも「今痛くないのなら大丈夫でしょう」などと軽く考えることがないようにしてください。

　どんなに外来が混雑していても、胸部症状の高齢者はできるだけ早く処置室に案内できるように工夫しましょう。

　「胸が痛いですか？」と問いかけると「いいえ」と答える人が、「胸が押さえられるような感じはないですか？」とか「胸が詰まるような感じがしませんか？」など、より具体的に質問すると、「はい」と答えることも多いので、問診の腕も必要になります。

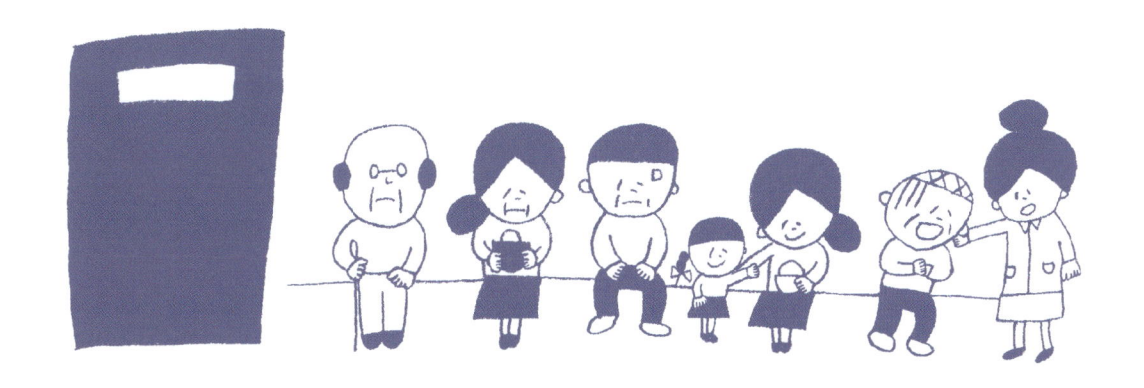

課題1 胸痛で高齢者が外来を受診した場合は、どのような疾患を考えるべきでしょうか？

胸痛を呈する3大重篤疾患は、①急性心筋梗塞（と不安定狭心症）、②大動脈解離、③肺塞栓症です。

外来で胸痛患者に出会ったら、この3つの疾患を念頭に診療を行う必要があります。最近は①の急性心筋梗塞と不安定狭心症を併せて急性冠症候群（ACS: Acute Coronary Syndrome）と呼ぶ場合もあります。

まずは急性冠症候群をマークするべし!!

3つの重篤疾患の中でも、急性冠症候群は迅速に診断し、早めに治療を開始できれば救命率が飛躍的に向上するため、スピードが勝負です。胸痛の性質を迅速かつ詳細に問診しながら初期治療を行いましょう（初期治療に関しては課題2を参照ください）。

先にも述べましたが、危険な胸痛を見つけ出すためには問診の技術が大切になってきます。**図表1**に虚血性胸痛の可能性が高くなる、危険な性質の胸痛を示します。

胸痛患者の診察をする時は、「汗をかきませんでしたか？」とか「肩に痛みが広がってくる感じはありませんでしたか？」という具合に積極的に危険な胸痛を探す問診姿勢が必要になります。

ただし、**図表1**に該当する性質の胸痛ではないからといって、虚血性胸痛を完全に否定することはできません。

図表1 虚血性胸痛の可能性が高い胸痛

- ☐ 肩、腕、顎に放散する胸痛
- ☐ 労作時に起きる胸痛
- ☐ 圧迫感のような胸痛
- ☐ 冷汗を伴う胸痛
- ☐ 悪心や嘔吐を伴う胸痛
- ☐ 10分以上持続する胸痛
- ☐ 以前の心筋梗塞の際のような胸痛（心筋梗塞の既往がある場合）
- ☐ いつもの狭心症よりもひどい胸痛（狭心症が指摘されている場合）

また、虚血性胸痛は10分以上継続することが多いのですが、その後改善してしまうこともありますので、診察時に症状が消失しているからといって大丈夫だと早合点してはいけません。

　さらに、胸痛の性質だけではなく、**図表2**のような虚血性心疾患の危険因子も確認しましょう。最近の研究によると、40歳以下の若い人でもこれらの危険因子がある人の胸痛では急性冠症候群を考慮しなければいけない一方で、高齢者の胸痛の場合は、これらの危険因子がなくても急性冠症候群の可能性があることがわかってきました。つまり、高齢者では危険因子がなくても安心というわけにはいかないので注意しましょう。

大動脈解離の典型的な症状

　大動脈解離は命にかかわる重篤疾患ですが、初診時に正しく診断されるのは60～80％程度という恐ろしい病気です。過去の研究では、90％は胸痛があり、「引き裂かれるような痛み」「移動する痛み」「血圧の左右差」などがある場合は大動脈解離の可能性が高くなると言われているので、これらの性質の痛みがないかを確認することは欠かせません（残りの10％は脳梗塞症状、失神、心不全などの症状で受診しているようです）。大動脈解離を疑った場合は、造影CTや血液検査が必要になります。

肺塞栓を疑うポイント

　肺塞栓症も胸痛や呼吸困難をきたす疾患です。**図表3**に示すような項目が多いほど肺塞栓症の可能性が高くなります。

図表2　虚血性心疾患の危険因子

- ☐ 喫煙
- ☐ 糖尿病
- ☐ 高脂血症
- ☐ 高血圧症
- ☐ 肥満
- ☐ 家族歴
- ☐ 男性

図表3　肺塞栓を示唆する病歴・所見

- ☐ 高齢者（65歳以上）
- ☐ 深部静脈血栓症・肺塞栓症の既往がある
- ☐ 寝たきり(24時間以上)で動くことができない
- ☐ 4週間以内に手術を受けた
- ☐ 悪性腫瘍に罹患している
- ☐ 喀血
- ☐ 頻脈（HR > 100）
- ☐ 片側の下肢腫脹・疼痛
- ☐ 低酸素血症（SpO_2 < 90％）
- ☐ 呼吸数増加もしくは過換気（$PaCO_2$ < 40Torr）

まずは、血栓症や悪性腫瘍の既往歴、最近の手術歴、寝たきりなどの危険因子がある場合の胸痛や呼吸困難で肺塞栓症を考えます。しかし、最近の調査では、肺塞栓症の40％はこれらの危険因子がない人からの発症であったと報告されています。高齢者の、原因がよくわからない胸痛や呼吸困難の症例では必ず肺塞栓症を疑う必要があります。

　診察から判断して肺塞栓症の可能性が低そうな場合は、血液検査（Dダイマーという凝固検査）で異常値でなければ、まず肺塞栓症ではないと思われます。診察で肺塞栓症の可能性がありそうだと判断した場合は、造影CT検査などが必要となります。

実践例 1

> Ｉさんに「圧迫感、悪心、放散、冷汗」などについてチェックできるように問診を行った。Ｉさんは、「テレビを見ている時に急に胸が押さえられるように苦しくなった。右肩も重くなった感じがした。胸をたたいたり水を飲んだりしているうちに10分くらいでよくなってきたので明日病院に行こうと言ったのだが、家族が心配して無理に連れてこられた」と言っている。
> 虚血性胸痛の可能性が高いと判断し、混雑する救急外来に大急ぎでスペースの確保を依頼し、Ｉさんを車椅子で案内した。

ココがポイント！ 高齢者の胸痛（胸が苦しい）は、重篤な疾患の可能性が高い！

- ❗ 3大疾患（急性冠症候群、大動脈解離、肺塞栓症）を念頭に！
- ❗ 自力受診の患者から危険な胸痛を探し出すためには問診がカギ！
- ❗ 急性冠症候群は「圧迫、悪心、放散、冷汗」をチェック。
- ❗「今はもう痛くない」からといって安心しないこと！
- ❗ 大動脈解離は「痛みの性状と移動」をチェック。
- ❗ 肺塞栓は危険因子（血栓症、寝たきり、悪性腫瘍）をチェック。
- ❗ 高齢なほど「危険な胸痛」となる可能性が高い。非典型的な症状でも安心しないこと！

PICK UP

注意が必要な高齢者の検査値

　高齢者の場合、検査値の異常を認めても「年だからねえ……」とあまり重要視されないことがしばしばあります。その判断で大丈夫でしょうか。
　高齢者の検査値の解釈については個体差、薬剤の影響、結果の意義など多くの要素が複雑に関連しています。
　高齢者の評価では、
❶本当は病気が原因であるにもかかわらず異常値であることを年齢のせいにしてしまう誤り
❷検査値が基準値の範囲内であるからといって異常（病気）がないと考えてしまう誤り
に注意する必要があります。

　❶の誤りの代表的なものは貧血です。高齢者の貧血は、悪性腫瘍などが原因である場合も、ほかの症状が乏しいために年齢の影響と考えられてしまうと、診断の遅れにつながるため要注意です。

　❷の誤りの代表格は血清クレアチニン値です。血清クレアチニン値は腎機能を推定するのに用いられますが、筋肉量が減少している高齢者では、腎機能が低下していても血清クレアチニン値は正常範囲内であることが珍しくありません。高齢者の腎機能評価には年齢を考慮した eGFR で評価する必要があります（「高齢者の身体的・生理学的特徴」の項（→p.9）も参照してください）。

　高齢者の診療では、「検査値が正常だからと安心しない、検査値の異常を年のせいにしない」という姿勢が大切です。

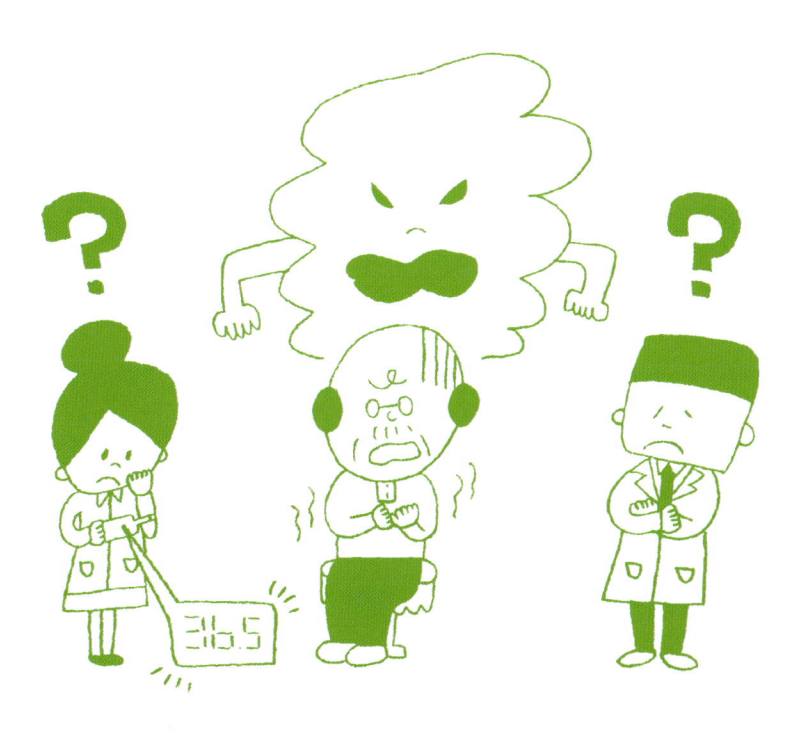

課題2 虚血性胸痛患者では、どのような初期対応が必要でしょうか？

虚血性胸痛の場合の初期対応では、血液検査、12誘導心電図、胸部X線などの検査を行います。なかでも12誘導心電図がその後の治療方針を決めるうえで最も重要です。

初期治療は疼痛緩和のためのモルヒネ投与、酸素投与、ニトログリセリン投与、アスピリン投与を行います。"アスピリン、ニトログリセリン、酸素"（**図表4**）と覚えておくと忘れません。

虚血性胸痛の治療

図表5に虚血性胸痛の治療の流れを示します。"アスピリン、ニトログリセリン、酸素"と12誘導心電図を迅速(できれば受診後10分以内)に実施します。12誘導心電図の所見によって治療方針が決定するわけですが、その所見が新しいものであるかを確認するために、過去の12誘導心電図所見が入手できる場合は取り寄せておきましょう。

12誘導心電図でST上昇（**図表6**）や、新たに出現した左脚ブロックがない場合の治療方針の決定には、血液検査が助けになります。

虚血性胸痛の場合には、ミオグロビン、心筋トロポニン、などの心筋障害マーカーを測

図表4 急性心筋梗塞の初期治療"アスピリン、ニトログリセリン、酸素"

- **A** アスピリン（160〜325 mg）を噛み砕く
- **N** ニトログリセリンの舌下またはスプレー（収縮期血圧 90mmHg 未満や右室梗塞を疑う場合は控える）
- **O** $SpO_2 ≧ 94\%$を維持できるように、必要に応じて酸素投与（2〜4L）を行います

定しますが、結果の解釈には注意が必要です。心筋トロポニンは、発症後4〜6時間経過しないと上昇しないといった性質があり、1回の血液検査だけでは急性冠症候群を否定できないという限界があり、最初の測定値が正常であっても2〜3時間後に上昇がないか確認が必要です。

　では、12誘導心電図で特別な所見がなければ、急性冠症候群の可能性は否定できるでしょうか？　答えはNo！です。急性冠症候群の中で受診当初から心電図異常を認める症例は30〜40％程度という報告があります。最初の心電図で異常がなくても、30〜60分ごとに再検査を行う必要があります。血液検査同様に、1回の12誘導心電図だけでは急性冠症候群を否定してはいけません。

　虚血性胸痛が少しでも疑われる場合は、慎重に経過観察することが大切です。1回の血液検査や心電図で異常が認められないからといって、くれぐれも「今日の症状は心臓によるものではなさそうだ」と安易に判断しないでください。

高齢者の急性冠症候群

　過去の報告によると高齢者の急性冠症候群で胸痛を呈する割合は半分以下で、せん妄、倦怠感(元気がない)、発汗、消化不良、肩こりといったつかみどころのない主訴で受診することの方が多いとされています。高齢者にかかわる医療者は、こういった一見軽症そうな主訴で受診する高齢者の診療にあたる時も、常に急性冠症候群の可能性を考えておく必要があります。

図表5　虚血性胸痛の治療の流れ

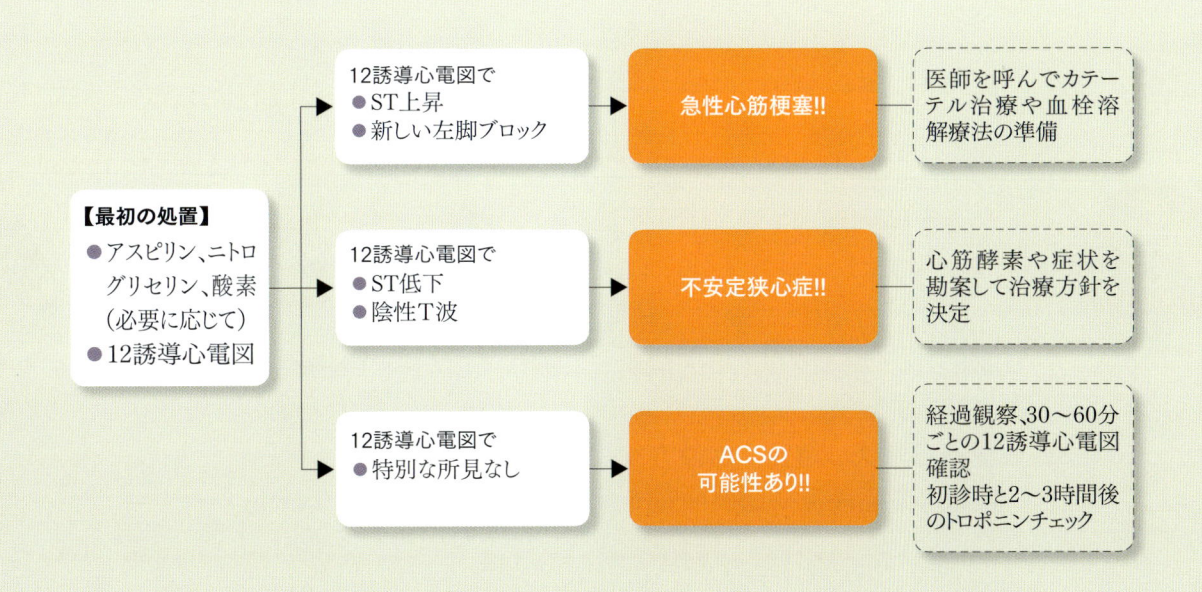

【最初の処置】
- アスピリン、ニトログリセリン、酸素（必要に応じて）
- 12誘導心電図

→ 12誘導心電図で
- ST上昇
- 新しい左脚ブロック
→ **急性心筋梗塞!!** → 医師を呼んでカテーテル治療や血栓溶解療法の準備

→ 12誘導心電図で
- ST低下
- 陰性T波
→ **不安定狭心症!!** → 心筋酵素や症状を勘案して治療方針を決定

→ 12誘導心電図で
- 特別な所見なし
→ **ACSの可能性あり!!** → 経過観察、30〜60分ごとの12誘導心電図確認　初診時と2〜3時間後のトロポニンチェック

図表6　ST異常

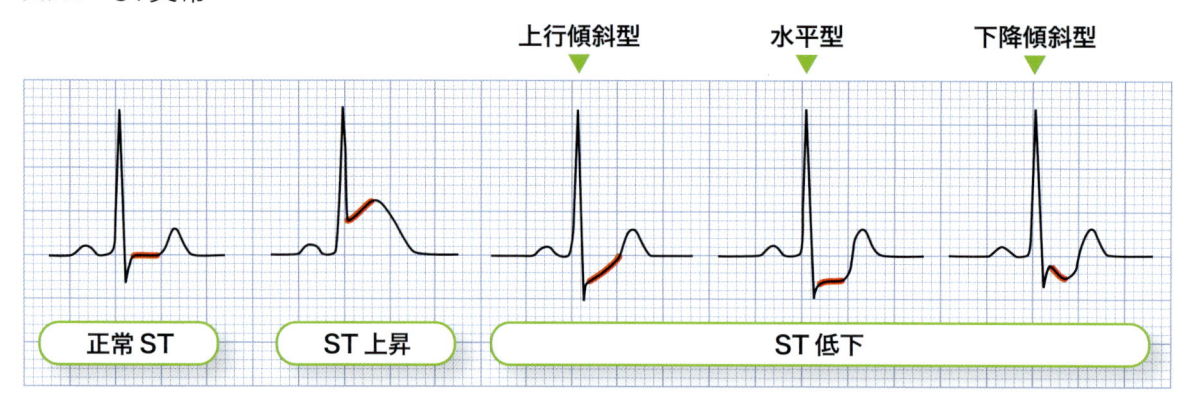

　　　　　　　　　　　　　　　上行傾斜型　　　水平型　　　下降傾斜型

| 正常ST | ST上昇 | ST低下 |

実践例2

処置室で医師の指示のもとでニトログリセリン舌下、酸素投与、アスピリン投与を行った。ただちに施行した12誘導心電図では前胸部誘導 V_1〜V_4 でST上昇を認めた。急性心筋梗塞と診断し、循環器内科医に連絡、緊急カテーテル治療が行われることになった。

ココがポイント！　虚血性胸痛の初期診療、まずは"アスピリン、ニトログリセリン、酸素"と12誘導心電図を！

- ❗ "アスピリン、ニトログリセリン、酸素（必要に応じて）"と12誘導心電図を10分以内に実施すること。
- ❗ 12誘導心電図の所見が治療方針決定に重要。
- ❗ 一度の心電図所見や血液検査で急性冠症候群を否定しないこと！

PICK UP

心電図の誘導

標準12誘導心電図

12通りの電気の流れを心電計で記録するもので、四肢誘導（標準[双極]肢誘導、単極肢誘導）、単極胸部誘導があります。心疾患、不整脈の質的診断・部位診断に優れています

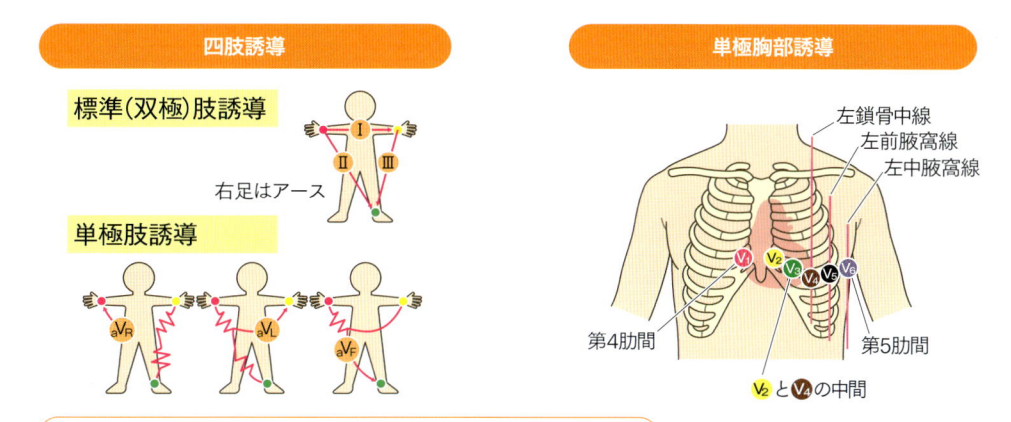

四肢誘導

標準（双極）肢誘導

右足はアース

単極肢誘導

単極胸部誘導

左鎖骨中線
左前腋窩線
左中腋窩線

第4肋間
第5肋間
V_2とV_4の中間

電極は、皮膚の汗や汚れをアルコール綿などで清拭してから装着する

右側胸部誘導

急性心筋梗塞の中でも下壁梗塞を疑う（Ⅱ・Ⅲ・aVF誘導でST上昇を認める）時には、右側胸部誘導を実施します。V_4RでST上昇を認める場合には、右室梗塞の合併を強く疑います

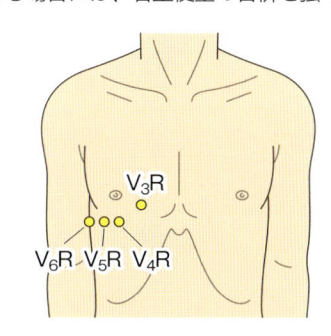

V_3R
V_6R V_5R V_4R

3点誘導

救急搬送では、双極（陰極、陽極）とアースを装着する3点誘導が使われることもよくあります

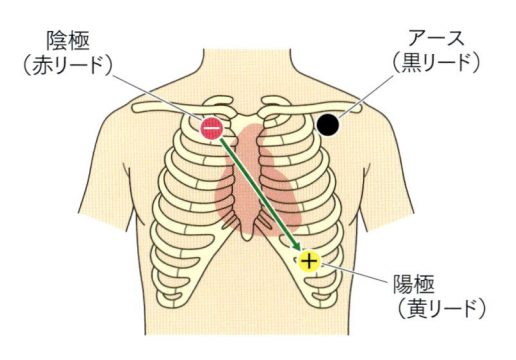

陰極（赤リード）
アース（黒リード）
陽極（黄リード）

CASE 10 めまいがします

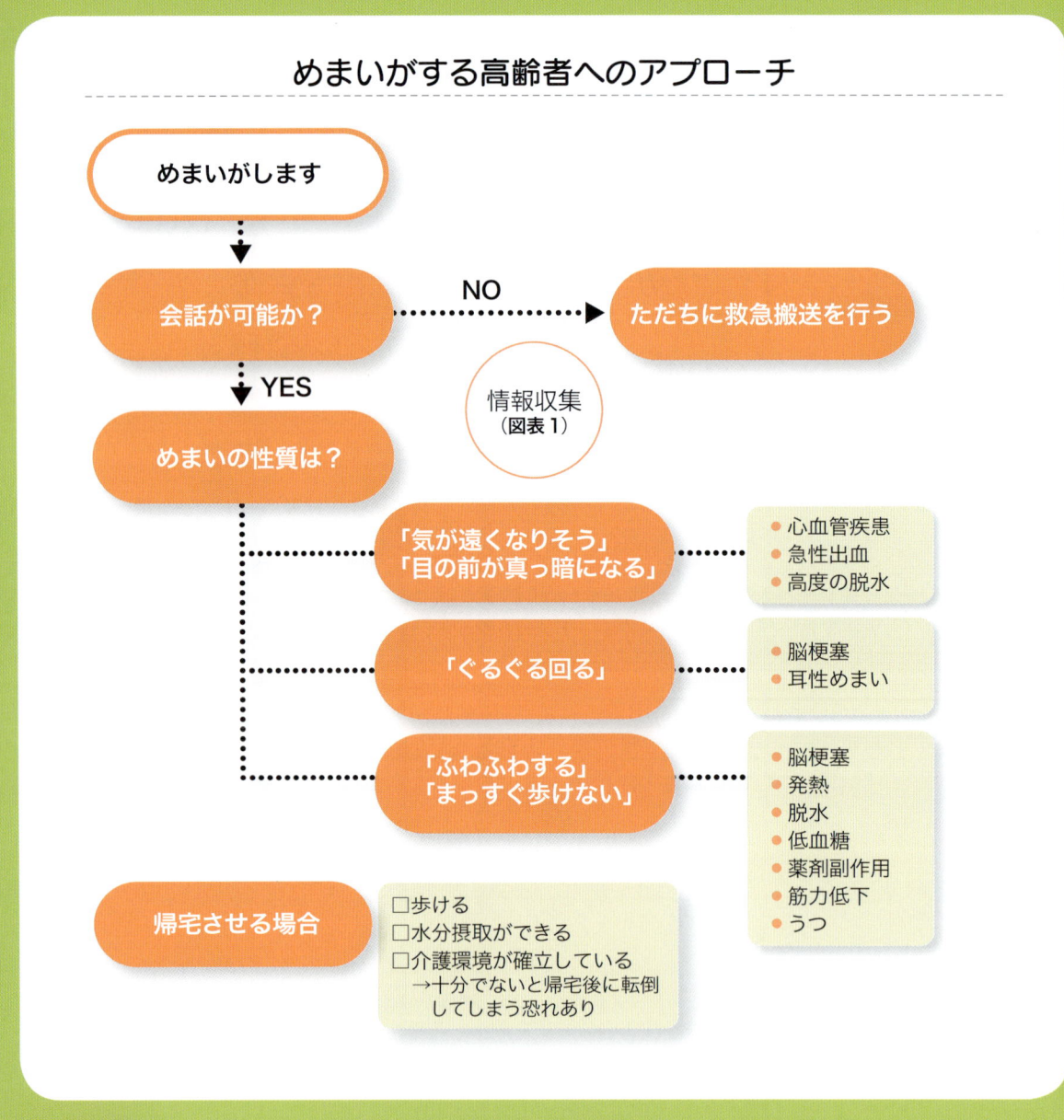

めまいがする高齢者へのアプローチ

```
めまいがします
    ↓
会話が可能か？ ──NO──▶ ただちに救急搬送を行う
    ↓ YES
めまいの性質は？                    情報収集（図表1）
    ├─「気が遠くなりそう」       ・心血管疾患
    │ 「目の前が真っ暗になる」    ・急性出血
    │                            ・高度の脱水
    │
    ├─「ぐるぐる回る」            ・脳梗塞
    │                            ・耳性めまい
    │
    └─「ふわふわする」            ・脳梗塞
      「まっすぐ歩けない」         ・発熱
                                 ・脱水
                                 ・低血糖
                                 ・薬剤副作用
                                 ・筋力低下
                                 ・うつ

帰宅させる場合
  □歩ける
  □水分摂取ができる
  □介護環境が確立している
    →十分でないと帰宅後に転倒
     してしまう恐れあり
```

> **キケンな一言**　「めまいでも頭部CTで異常がなければ心配ないから帰宅させよう」

多彩な症状が「めまい」と表現されます。患者さんの訴えるめまいがどのような症状なのかを把握することが大切です。危険なめまいの原因は、頭の病気だけではありません。

> **症例　Jさん（78歳、男性）**
>
> Jさんが「めまいがする」ということで救急搬送されました。ちょうど救急車が重なり、救急当番医のＩ先生はすぐにはＪさんの診療にあたることができません。
> Ｉ先生から「頭部ＣＴをとって、点滴をしておいてよ。めまいがあっても歩くことができれば帰宅できるから、症状がひどくなければ歩けるかどうかも確認しておいてね」と指示を受けました。
>
> **課題1** めまいの高齢者では、どのような情報収集が必要ですか？

　Ｉ先生は脳梗塞や脳出血でめまいをおこしていることを心配したようで、頭部ＣＴの指示を出しました。確かに、高齢者のめまいは若年者に比べて生命に危険が及ぶ重篤な疾患が原因である可能性が高くなります。脳梗塞や脳出血はその代表的な疾患なのですが、本当に頭部ＣＴだけで大丈夫でしょうか。

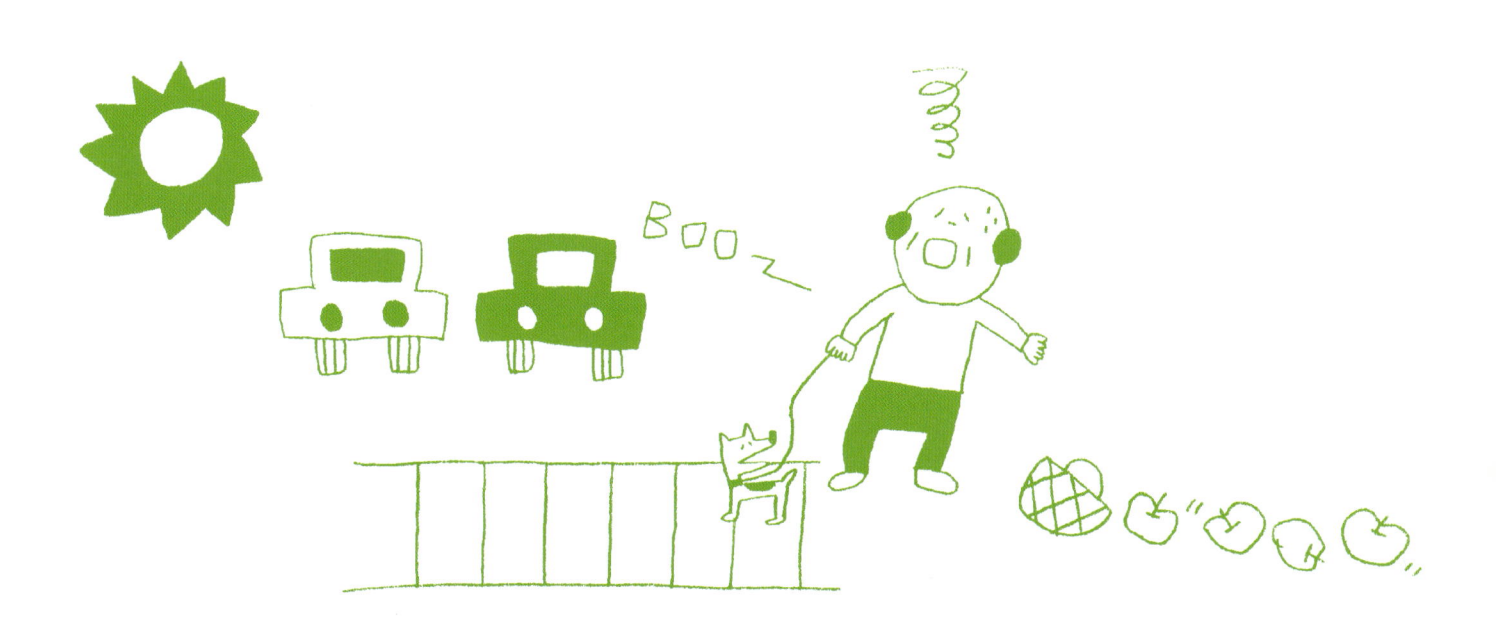

課題1 めまいの高齢者ではどのような情報収集が必要ですか？

患者さんの「めまいがする」という訴えは実にたくさんの病態を意味しています。めまい患者の診療は、目の前の患者さんの訴える「めまい」がどのような病態を意味しているのかはっきりさせることから始まります。

どのようなめまいか？

会話をすることが可能であれば、そのめまいが①「気が遠くなりそう」「目の前が真っ暗になる」という感じなのか、②「ぐるぐる回る」感じなのか、③「まっすぐ歩けない感じ」「ふわふわ」した感じなのか情報収集しましょう。

ただし、「めまい」の患者さんは大変つらいことが多く、気分が悪くて自分のめまいがどのような感じであるのかうまく表現できないこともしばしばです。そんな場合に「いったいどんなめまいなのですか？」と詰問するよう聞いてはいけません。患者の言葉はあくまでも大まかな目安と考えてください（動けなくなるまで酔っ払ってしまった経験がある方は、自分のめまいの性質を説明することがどんなに難しいかわかりますよね）。

めまいが軽くても安心しない

めまいの性質が大まかに把握できたら、**図表1**に示すような疾患を念頭に、さらに情報収集を行いましょう。高齢者の場合は、この中でも特に重篤な疾患を念頭に評価を進め

図表1 めまいの性質と代表的な疾患

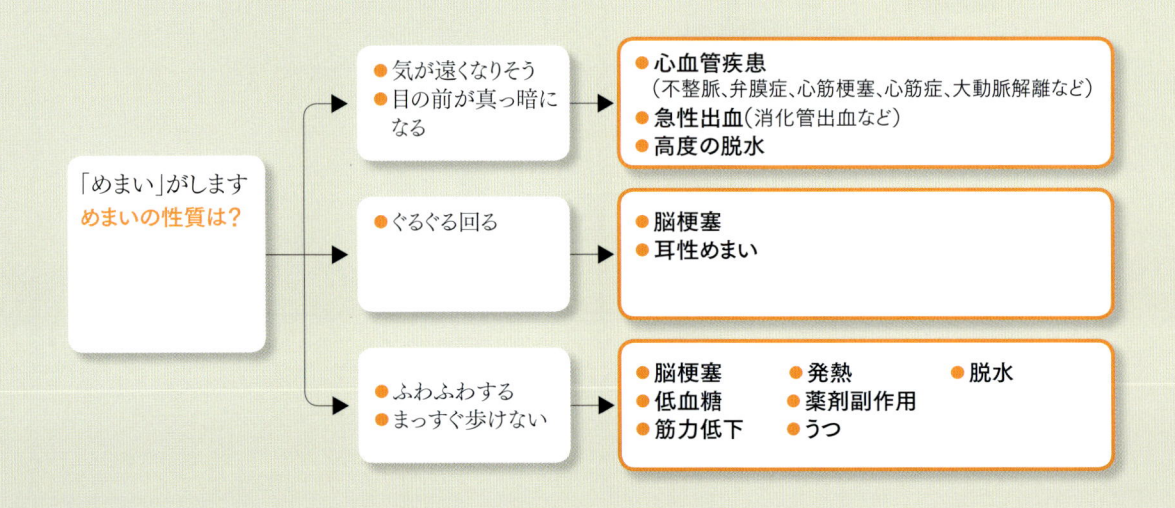

「めまい」がします
めまいの性質は？

- 気が遠くなりそう / 目の前が真っ暗になる
  - 心血管疾患（不整脈、弁膜症、心筋梗塞、心筋症、大動脈解離など）
  - 急性出血（消化管出血など）
  - 高度の脱水
- ぐるぐる回る
  - 脳梗塞
  - 耳性めまい
- ふわふわする / まっすぐ歩けない
  - 脳梗塞
  - 低血糖
  - 筋力低下
  - 発熱
  - 薬剤副作用
  - うつ
  - 脱水

ます（めまいの性質に関して情報収集ができない場合も同様です）。

　患者さんのめまい症状がそれほどひどくなければ、重篤な疾患の可能性は低くなるのでしょうか？　答えはNO！です。一般的に命にかかわることが少ない耳性めまい（良性発作性頭位めまい症、メニエール病、前庭神経炎など）の方が激しい嘔吐をきたしたり歩けないなど症状が重いことが多いです。一方、命に関わる危険なめまいほど嘔吐症状は軽くて、症例によっては歩くことさえできます。（当然まっすぐには歩けませんが……）。

　めまいの症状と疾患の重症度は相関しません。めまいが軽いから重症ではないと早合点しないように注意してください。

めまい患者に対するアプローチ

　情報収集と並行して行うアプローチを示します。以下の項目で異常があれば、ただちに医師に連絡してください。

❶バイタルサインと血糖値を測定し、心電図モニターを装着する
- 高血圧の場合は、脳梗塞や脳出血など、脳卒中の可能性があります（特に脈拍が60/分未満の徐拍の時は、可能性が高くなります）
- 低血圧の場合は、ショックが原因であり、ショックの鑑別を行う必要があります（→p.104）
- 発熱がある場合は、感染症を疑い、感染源の検索が必要になります
- 低血糖症でもめまいを訴えることがあります。血糖値は30秒程度で確認でき、迅速に治療することが可能なので、診察の最初に確認しておけば忘れません
- 不整脈によるめまいであれば、心電図モニターで不整脈を捉えることができます

❷心血管疾患を考えた時のアプローチ

　不整脈、急性心筋梗塞、大動脈解離、心筋症、弁膜症（大動脈弁狭窄や大動脈弁閉鎖不全症）、肺塞栓症といった心血管性疾患によるめまいを考えた場合は、次のような項目を確認します。
- 心疾患の既往歴→閉塞性肥大型心筋症という心筋症は、突然死の家族歴があることがあります
- 心雑音→聞こえれば弁膜症の可能性が高くなります
- 12誘導心電図→ST上昇があれば、急性心筋梗塞が原因の可能性があります。自動診断で測定されるQTc間隔が0.5s以上であれば、QT延長による不整脈発作の可能性があります
- 血圧の左右差→あれば大動脈解離の可能性が高くなります
- 背中を移動するような痛み→あれば大動脈解離の可能性が高くなります

❸ 急性出血を考えた時のアプローチ

　高齢者の急性出血の多くは消化管出血です。仰臥位の状態で心窩部痛はないか？　黒色便はないか？　を確認しましょう。急性出血によるめまい患者を不用意に立たせると、血圧が急速に下がって数分以内に意識を失って倒れてしまうことがあるので要注意です（起立性低血圧）。めまい患者を仰臥位から座位あるいは立位にする時は、必ずモニター監視下で血圧と心拍数を確認する必要があります。逆に言えば、めまい患者を仰臥位から座位や立位にしたときに立ちくらみや血圧低下・心拍数上昇をきたした場合は、急性出血によるめまいを考える必要があります。

❹ 脱水を考えた時のアプローチ

　腋窩の乾燥がある場合や、尿がほとんど出ていない場合は、脱水を考える必要があります。生理食塩水やリンゲル液で輸液路を確保して、輸液を開始しましょう。

❺ 脳卒中（脳梗塞、脳出血）を考えた時のアプローチ

　めまいをきたす脳卒中では、麻痺などの神経症状はあっても軽い場合がほとんどです。ということは、積極的に探す姿勢でないと見落としてしまう危険があります。詳細に神経所見をチェックすることは難しいのですが、以下のような所見をチェックし、異常があれば、脳卒中の可能性が高くなります。

- 額のしわに左右差がないか？　舌を出した時にかたよっていないか？
- 顔面の感覚に左右差はないか？（額、頬、顎のレベルで確認）
- 片方だけ聴力低下はないか？（耳のそばで指をすり合わせて確認）
- 物が二重に見えないか？
- 喋りにくさはないか？（「パトカー」などパ行、タ行、カ行の言葉で確認するとよい）
- ぐるぐる回るめまいでも耳性めまいでは、同じ姿勢でじっとしていれば（頭位を固定していれば）多くの場合はめまいは消失します。頭位を固定してもめまいが続く場合は脳卒中の可能性が高くなります

　余談ですが、頭部CT検査や頭部MRI検査を行えば脳卒中は100％診断できると思っていませんか？　実は頭部CTもMRIも万能ではありません。特にCTはめまいを起こす部位の脳梗塞を発見するのが大の苦手で、これらの検査で所見が認められなくても、症状から脳卒中が強く疑われる場合は、入院して治療を開始することもあります。

❻ 薬剤性を考えた時のアプローチ

　内服薬剤を必ず確認します。めまいをきたす薬剤は、転倒の危険がある薬剤と一致して

います（→p.36）。これらの薬剤によるめまいであれば、帰宅させる前に薬剤の調節が必要になります。

帰宅させる場合

以上述べたような命に関わる危険なめまいではないことが判明した場合は帰宅となる場合がありますが、めまい患者を帰宅させる場合は歩けること、水分摂取ができること、介護環境が確立していることを確認してください。これらの要素が十分でないと、帰宅後に転倒して大怪我を負うなど非常につらい事故が発生することがあります。少しでも不安な要素があるならば経過観察入院を提案しましょう。どうしても帰宅させなければならない場合は、家族、ヘルパー、ケアマネジャーへの詳細な連絡が必要です。

> **実践例 1**
>
> めまいを主訴とする患者に出会ったら生命に危険が及ぶ重篤な疾患を考える必要があることを理解したあなたは、頭部CTを行う前に問診した。
> 「Jさんのおっしゃるめまいはどのようなものなのですか？」と問うと、「朝からお腹が痛くて、横になっていた。トイレに行けば楽になるかと思ってトイレに行こうとしたらトイレの前でふらふらして目の前が真っ暗になった」という情報が得られた。
> 急性消化管出血を考えたあなたは、バイタルサインを確認した。仰臥位では血圧120/60mmHg、心拍数90/分であったが、座位になると血圧80/40mmHg、心拍数120/分となった。直腸診では真っ黒な便が認められた。これらの情報をI先生に報告したところ、頭部CTよりも緊急内視鏡検査が実施されることになり、巨大な胃潰瘍からの出血が確認された。

ココがポイント！ めまいでは、症状の激しさと疾患の重症度が比例しない

- めまいの性質を聴取しよう。
- 鑑別は重篤な疾患から（心臓、出血、脳卒中）。
- 帰宅させる場合は、歩けること、水が飲めること、介護が十分であることを確認する必要がある。

CASE 11 顔色が悪いようです。もしかしてショック？

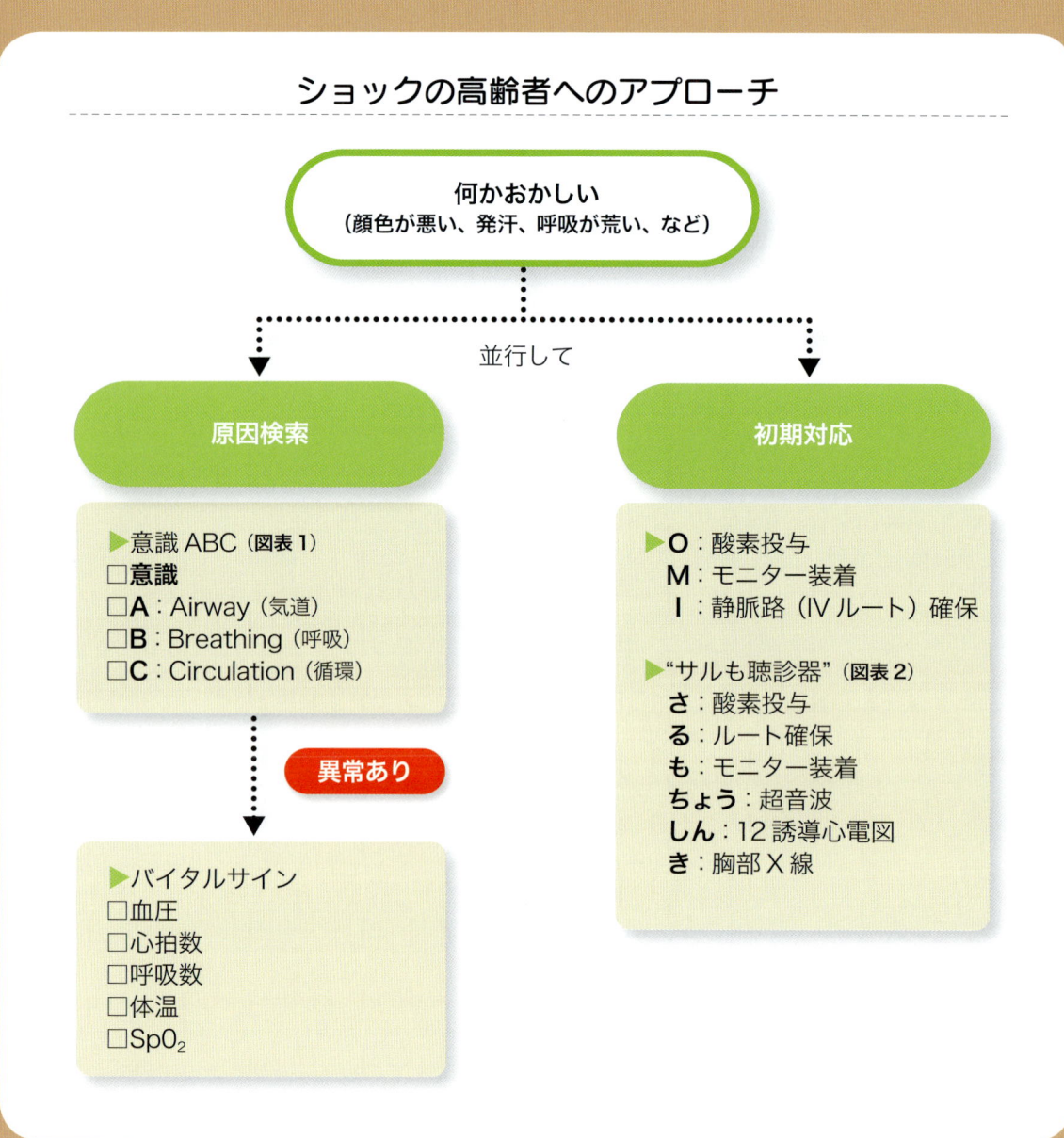

ショックの高齢者へのアプローチ

何かおかしい
（顔色が悪い、発汗、呼吸が荒い、など）

↓ 並行して ↓

原因検索

▶意識 ABC（図表1）
- □意識
- □A：Airway（気道）
- □B：Breathing（呼吸）
- □C：Circulation（循環）

↓ 異常あり

▶バイタルサイン
- □血圧
- □心拍数
- □呼吸数
- □体温
- □SpO_2

初期対応

▶O：酸素投与
　M：モニター装着
　I：静脈路（IVルート）確保

▶"サルも聴診器"（図表2）
- さ：酸素投与
- る：ルート確保
- も：モニター装着
- ちょう：超音波
- しん：12誘導心電図
- き：胸部X線

キケンな一言　「血圧は下がっていないから大丈夫でしょう」

ショック＝血圧低下ではありません。血圧が下がる前に、ショック状態を見抜くことが大切です。

> **症例　Kさん（78歳，男性）**
>
> Kさんが家族に連れられて受診しました。家族の話では「いつもは朝早く散歩に出かけるくらい元気なのに、今日は部屋にこもったままなので様子を見に行った。顔色が青白く、冷汗をかいているようなので受診した」ということです。確かにKさんの顔色は悪く、汗をかいていて、ハアハアと呼吸も早そうです。最初にKさんに接したあなたが「どうしたんだろう？」と考えていると、後ろからベテラン看護師のNさんが「この患者さん何かおかしいわ、ショックじゃないかしら」と指摘しました。
>
> **課題1** ショック患者を早期に見つけるためにはどのような点に注意するべきでしょうか？
>
> **課題2** ショックを疑った場合、どのような初期対応をするべきでしょうか？
>
> **課題3** ショックでは、どのような原因が考えられるでしょうか？（上級者向き）

　救急患者に接した時に「これは何かおかしい！」と感じる、いわゆる"ベテラン看護師の勘"というのは多くの場合当たっているものです。慣れないうちはパニックになってしまいそうですが、そうした状況でも適切な初期対応をしていきましょう。

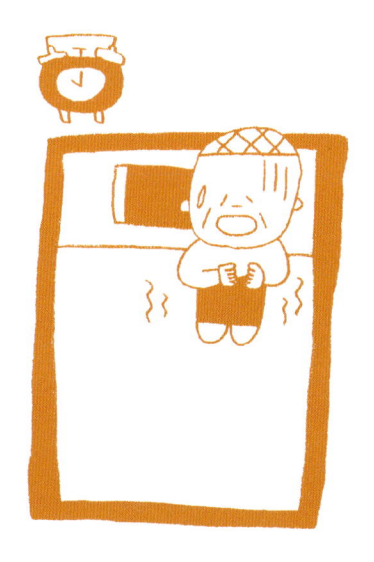

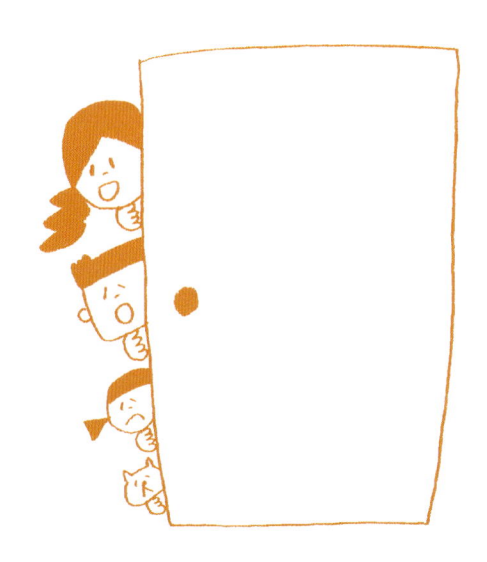

課題1 ショック患者を早期に見つけるためにはどのような点に注意するべきでしょうか？

今回の症例Kさんに認められる、顔色の悪さ（青白さ）や発汗などは、まさに生体に危機が迫ったショックの症状です。

「えっ、ショックって血圧が下がることじゃないの？」と思ったあなた、答えは×です！

ショックとは

最初に少しだけ復習をしましょう。人体の組織が正常に機能するためには酸素が必要です。空気中から取りこまれた酸素は、血液中のヘモグロビンと結合し各臓器・組織に運搬されます。臓器に必要な酸素が供給されないような循環動態のことをショックと呼びます。

なんだか難しくなりましたが、要するに、ショックとは体が必要としているだけの酸素が供給されないような状態で、心停止が迫った緊急事態なのです。血圧低下はショックが進行するまで認められないため、臨床の現場では血圧が下がる前にショックを見つけるセンスが要求されます。

図表1　意識ABCの評価

▼ここをチェック！

- **意識**
  - □ 少しでもボーッとしている印象があれば意識障害と判断し、脳に酸素が不足していると考えます

- **A（Airway：気道）**
  - □ 話ができない
  - □ 呼吸時に異常音（「ヒュー」や「ピュー」など）が聞こえる

- **B（Breathing：呼吸）**
  - □ 呼吸回数が早い（単語ごとに息継ぎが入ってしまう）
  - □ 努力様呼吸

- **C（Circulation：循環）**
  - □ 冷汗をかいている
  - □ 末梢がじっとり湿っている
  - □ 脈が弱い

意識ABCでショックをみつける

では、具体的にどのような点に注意すれば、ショック患者を早期に同定できるのでしょうか？　慣れないうちは、ショック患者を早期に同定するため、すべての救急患者について意識ABC（図表1）を評価することが第一歩となります。これらの項目は、血圧計やモニターなどの医療機器を用いなくても五感で評価することが可能です。

意識ABCの評価項目に異常があればショックの可能性が高いため、ただちに患者を仰臥位（もしくは最も楽になる姿勢）にしてバイタルサインを測定します。「何かおかしい」という印象を血圧、心拍数、呼吸数、体温（できればパルスオキシメーターによるSpO_2も）といったバイタルサインで数値化することで客観的にあらわすことができ、応援も呼びやすく情報共有もしやすくなります。

実践例 1

救急患者をみて「何かおかしい！」と感じた時に意識ABCをチェックすることの重要性を学んだあなたは、五感を駆使してKさんの評価を行った。何となくボーッとしており、話をするのも辛そうなくらい呼吸は早く、皮膚はじっとりと湿っていた。
ショックの可能性が高いと判断したあなたは、ただちにストレッチャーに寝かせてバイタルサインを測定し下記の値を得た。
血圧100/70mmHg、心拍数120/分、呼吸数30回/分、SpO_2 87％、体温35.4℃。
「末梢も冷たく頻脈で、酸素化も悪いのでショックの可能性があります。応援をお願いします！」と応援を要請した。

ココがポイント！　ショック＝血圧低下ではない！

- ショックは血圧低下の前に発見しよう。
- 意識・A・B・Cの評価が大切（五感を駆使しよう）→異常があれば、ショックの可能性大。
- バイタルサインで異常の数値化を。

課題2 ショックを疑った場合はどのような初期対応をするべきでしょうか？

　ショックでは原因を調べることも大切なのですが、並行して迅速に処置を開始することが要求されます。ではどんな処置を行えばよいのでしょうか？ 実はショックの初期対応は原因にかかわらず一緒で、副作用もほとんどないので、悩むことはありません。

ショックの初期対応

　体に酸素が足りない状態なのだから高濃度酸素（O_2）投与、心停止の危険があるのだからモニター装着、輸液や薬剤投与の必要性があるので静脈路（IVルート）確保といった処置を行えばよいのです。酸素（O_2）、モニター、IVルートの3つを文字ってOMIと覚えましょう。

　さらに、デキる看護師を目指したい人には、"サルも聴診器"という覚え方（**図表2**）もあります。この覚え方であれば、ショックの原因検索に必要な検査（12誘導心電図、超音波検査、ポータブル胸部X線）も記憶することができますね。

　静脈路を確保する時の輸液製剤は、基本的には医師の指示に従うべきですが、すぐに指示を得ることができないことも多く、そのような場合は生理食塩水や酢酸リンゲル液（あ

図表2 ショックの初期対応 "サルも聴診器"[1)]

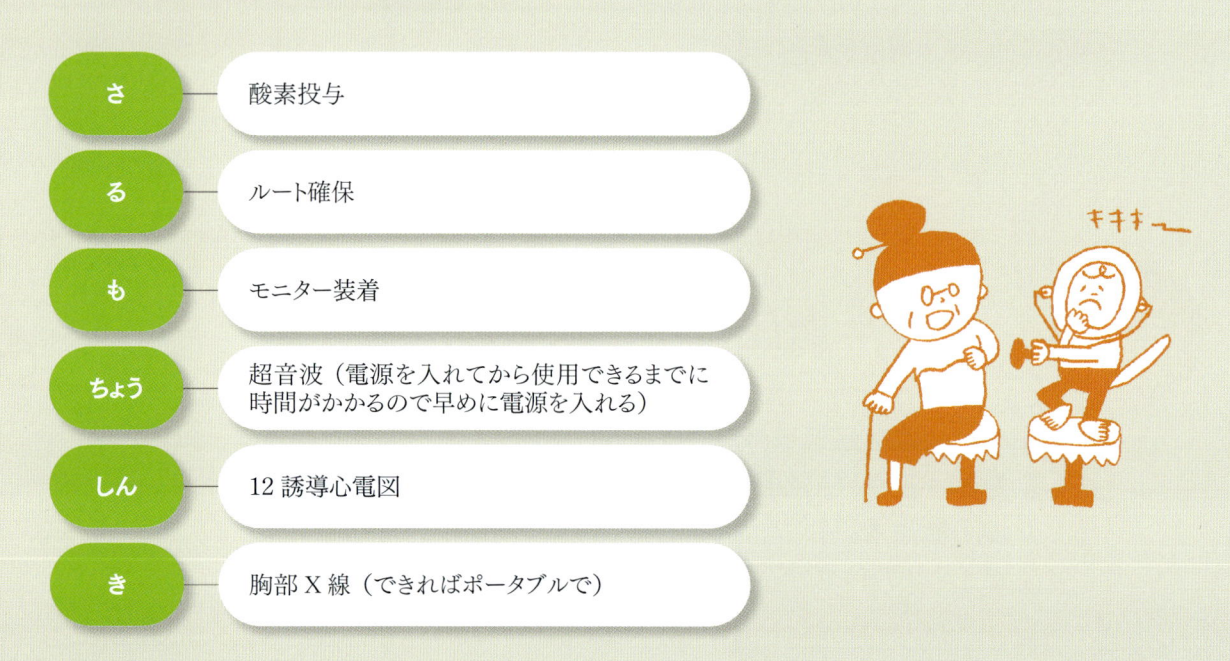

さ	酸素投与
る	ルート確保
も	モニター装着
ちょう	超音波（電源を入れてから使用できるまでに時間がかかるので早めに電源を入れる）
しん	12誘導心電図
き	胸部X線（できればポータブルで）

るいは乳酸リンゲル液）などの細胞外液を選択します。しかし、後述するような心原性ショックなど輸液量やナトリウム負荷を制限するべき病態を考える場合、ナトリウムの少ない輸液製剤に変更します（輸液スピードに関しては医師への確認が必要ですが、ショックの原因がわかるまでは40〜60mL/時程度のスピードにすることが多いようです）。

　救急対応に慣れない医療者（医師も含みます）から「ショックの原因がわからないから治療が始められないよ……」という声を聞くことがありますが、心停止が迫ったショック状態で処置の遅れは許されません！　繰り返しますが、ショックの初期対応は原因によらず同じです。副作用もないので、疑ったら迅速に行うように心がけましょう。

実践例 2

ショックを疑った場合は迅速に処置が必要なことを理解したあなたは、ただちにリザーバー付きマスクで酸素15L投与を開始し、モニター装着、酢酸リンゲル液でルート確保を行った。
さらに、ショックの原因検索のために12誘導心電図と超音波検査の準備、ポータブル胸部X線の依頼も行った。

ショックの初期対応をマスターしよう

ココがポイント！

❗ すべてのショック患者にOMIを。
❗ 余裕があれば、原因検索も含めた"サルも聴診器"。
❗ 処置と原因検索は、並行して行うことが大切！

> **上級者向き**
>
> ## 課題3 ショックでは、どのような原因が考えられるでしょうか？

　ショックには、**図表3**のような原因が考えられます。看護師のみなさんはこれらを暗記する必要はありませんが、医師がこのような鑑別疾患を考えながら診断を進めていることは理解しておくべきです。

　ショックとみるや、条件反射のように昇圧薬が使用されることがありますが、**図表3**のようにショックの中でも昇圧薬を使うような状況は必ずしも多くはありません。もしも「ショックだから昇圧剤を準備して！」という指示を受けることがあったら、「先生、この患者さんのショックの原因は何でしょうか？」と質問してショックの原因検索を行う方向に軌道修正をしてください。

図表3　ショックの原因：SHOCK+徐脈性ショック

		▼ショックの分類	▼ココがポイント
S	Septic shock	敗血症性ショック	・体温異常（発熱も低体温も）、頻呼吸、頻脈、白血球数異常（増加も低下も）のうち2つを満たし、感染症を疑う場合に考える。 ・治療は大量輸液、血圧・尿量が維持できない場合は昇圧薬
H	Hypovolemic shock	低循環性ショック（出血、高度脱水）	・大量輸液が大切 ・出血性ショックでは1～2Lの急速輸液を行って、バイタルサインの改善が見られないならためらわずに輸血の準備を ・消化管出血、外傷、子宮外妊娠などを検索する
O	Obstructive shock	閉塞性ショック（緊張性気胸、心タンポナーデ、肺塞栓症）	・胸部外傷、気管支喘息、肺気腫など病歴がある患者が呼吸困難＋ショックというキーワードが揃ったら必ず緊張性気胸を考える ・緊張性気胸を疑ったら緊急脱気（18ゲージ留置針）の準備を
C	Cardiogenic shock	心原性ショック	・輸液は控えめに ・血圧が維持できない場合は昇圧薬 ・血圧が保たれている場合は血管拡張薬と利尿薬 ・急性心筋梗塞が原因の場合は緊急カテーテル治療の適応になるので必ず12誘導心電図確認 ・酸素投与だけで適切な酸素化が維持できない場合（SpO_2が90％以上を保てない場合）は気管挿管やNPPVの準備を
K	anaphylactic(k) shock	アナフィラキシーショック	・食物や薬剤摂取後の発疹などの病歴で疑う ・治療はアドレナリン（ボスミン）0.3mg筋注
徐脈性ショック		・高カリウム血症 ・アダムス-ストークス症候群 ・偶発性低体温症 ・脊髄性ショック ・副腎不全	・高カリウム血症は心停止の危険が大きい！！　徐脈では必ずカリウムチェック

【文献】1）林寛之編：jmedmook01 いきなり名医　もう困らない救急・当直, 日本医事新報社, 2009より改変引用

さらに進んだ話になりますが、ショックの原因がはっきりしない場合は「中心静脈圧（CVP）が高いタイプのショックなのか低いタイプのショックなのか」を手がかりに鑑別を進めていくと有用です（**図表4**）。患者が座位の状態で頸静脈怒張が認められる場合は明らかにCVPが高く、仰臥位で頸静脈がまったく見えない虚脱した状態の場合はCVPが低いと判断できます。CVPの推定には超音波が用いられることもあります。

図表4　中心静脈圧（CVP）によるショックの分類

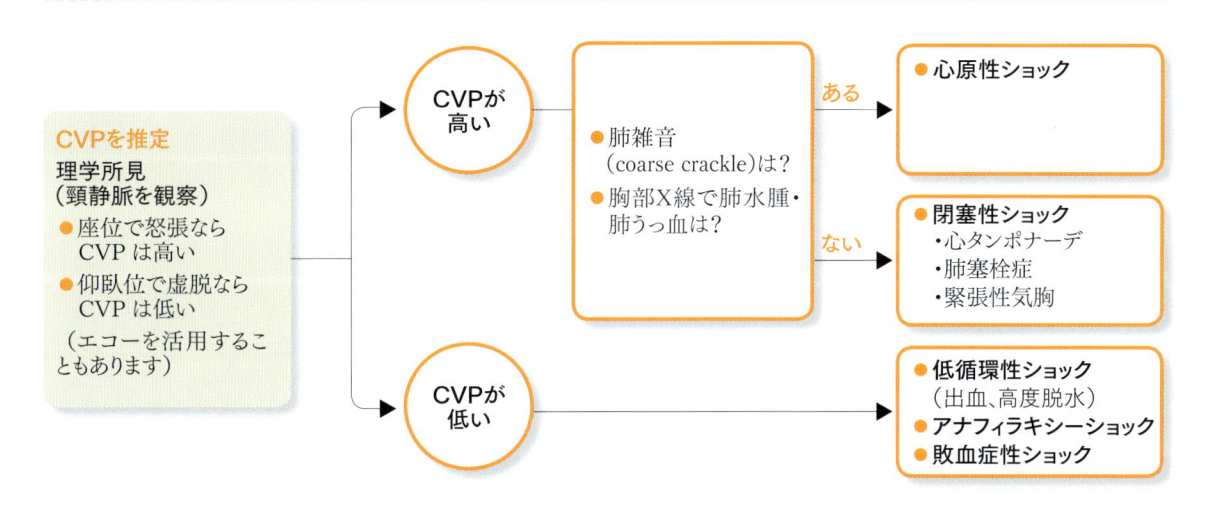

```
                              ┌─ 肺雑音(coarse crackle)は？        ある → ● 心原性ショック
                    CVPが高い ─┤  胸部X線で肺水腫・肺うっ血は？
CVPを推定              │                                          ない → ● 閉塞性ショック
理学所見              │                                                  ・心タンポナーデ
（頸静脈を観察）      │                                                  ・肺塞栓症
● 座位で怒張なら ─────┤                                                  ・緊張性気胸
　CVPは高い           │
● 仰臥位で虚脱なら    │                                                → ● 低循環性ショック
　CVPは低い           └─ CVPが低い ─────────────────────────────────────    （出血、高度脱水）
（エコーを活用するこ                                                    ● アナフィラキシーショック
　ともあります）                                                        ● 敗血症性ショック
```

実践例 3

ショックの原因検索を理解したあなたは、Kさんの頸静脈が仰臥位でもまったく観察されない虚脱した状態であることを発見した。病歴聴取では、10日前からひどい下痢があり、ほとんど食事が摂取できていないことも判明し、高度の脱水による低循環性ショックの診断で大量輸液のうえ入院治療となった。

ココがポイント！　ショック＝昇圧薬使用ではない！

- ❗ 昇圧薬が必要なショックは、それほど多くない。
- ❗ 原因検索の思考パターンを理解しよう。
- ❗ 原因不明のショックは、CVPに注目。

CASE 12 これって虐待?

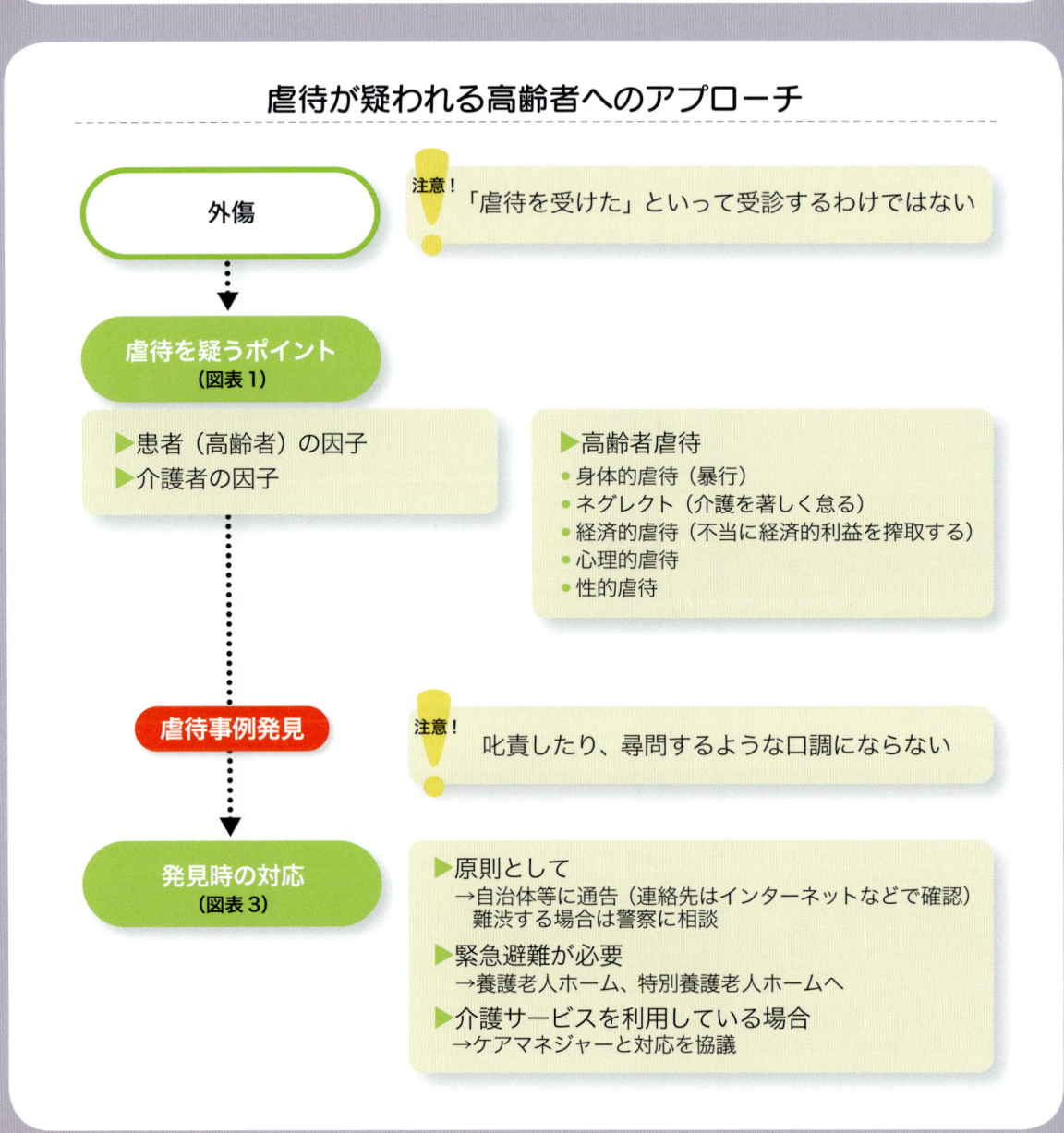

虐待が疑われる高齢者へのアプローチ

外傷

注意！「虐待を受けた」といって受診するわけではない

↓

虐待を疑うポイント（図表1）

- ▶患者（高齢者）の因子
- ▶介護者の因子

- ▶高齢者虐待
  - 身体的虐待（暴行）
  - ネグレクト（介護を著しく怠る）
  - 経済的虐待（不当に経済的利益を搾取する）
  - 心理的虐待
  - 性的虐待

↓

虐待事例発見

注意！叱責したり、尋問するような口調にならない

↓

発見時の対応（図表3）

- ▶原則として
  → 自治体等に通告（連絡先はインターネットなどで確認）
  難渋する場合は警察に相談
- ▶緊急避難が必要
  → 養護老人ホーム、特別養護老人ホームへ
- ▶介護サービスを利用している場合
  → ケアマネジャーと対応を協議

キケンな一言「まさか、この人に限って虐待なんてないはず……」

高齢者虐待はなかなか明らかになりません。外来で、不自然な外傷や脱水、るいそうで少しでも虐待を疑った場合は、積極的な介入が望まれます。

症例　Lさん（76歳、女性）

「転んで怪我をした」という理由で、救急車で搬送されました。診察したところ左目の周囲はアザになって腫れ上がっていて開眼できない状態です。認知症があるためか受傷の状況がはっきりせず、息子に聞いても「いつ転んだのかわからない。昨日の夜にドスンと音がしたから、その時かなあ……」といまひとつ要領を得ません。研修医のI先生と一緒に診察し、体中痛いというのでX線写真をたくさん撮りましたが、骨折は認められません。鎮痛薬を処方して帰宅させようと考えていたところ、ベテラン看護師のO主任から「この患者さん虐待を受けているのではないかしら」と指摘を受けました。

課題1 どのような時に、高齢者虐待を疑うのでしょうか？

課題2 虐待を疑った時の対応策は？

　残念なことですが、日本でも虐待が問題となってきました。虐待を受けた人は、「虐待を受けたので助けてほしい」といって病院を受診するわけではなく、多くは「怪我をした」とか「元気がない」といったありふれた訴えで受診します。病院の最前線で働く看護師は、小児・女性・高齢者という被虐待ハイリスク群の外傷や不定愁訴を見逃さず、その背後に虐待があるのではないか？　と考えるセンスが要求されます。

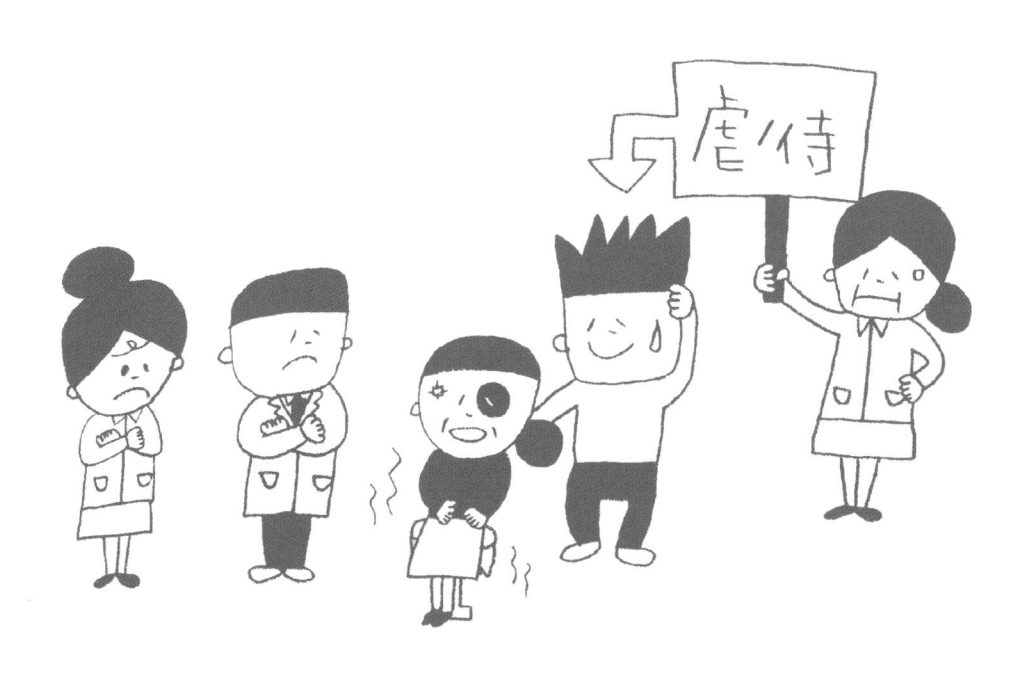

課題1 どのような時に高齢者虐待を疑うのでしょうか？

高齢者虐待には身体的虐待（暴行）、ネグレクト（介護を著しく怠る）、経済的虐待（不当に経済的利益を搾取する）、心理的虐待、性的虐待、など種々の虐待があります。

虐待を受ける高齢者は、寝たきりや認知症などで要介護状態であることが多く、意思疎通に障害があったり、介護者への遠慮から、自分から虐待の事実を訴えない（訴えることができない）場合がほとんどです。

このため最前線の現場では、**図表1**に示すような項目に該当する場合は、虐待の可能性を考慮することが重要になってきます。

なおこれらの虐待の中で、病院を受診することが多いのは、身体的虐待による外傷やネグレクトによる脱水などで、特に注意が必要です（**図表2**）。

図表1　高齢者虐待を疑うポイント

患者（高齢者）の因子
- ☐ 受傷から受診まで間がある
- ☐ 不衛生な服装、季節に合わない服装
- ☐ 受傷機転や病歴があいまい
- ☐ 病歴と身体所見や検査所見の不一致（「こんな機転でこんな怪我するか？」）
- ☐ 頻回の救急外来受診
- ☐ 認知症あり
- ☐ るいそう、低栄養
- ☐ 体幹部（見えない部分）の新旧のアザ・外傷痕が混在
- ☐ 眼外傷（眼周囲の腫脹、網膜出血）や頭部外傷、火傷

介護者の因子
- ☐ 付き添い者が進んで病歴を話す。高齢者を子ども扱いする
- ☐ 介護者が酩酊状態でアルコール依存の疑いがある
- ☐ 介護者が高齢者（患者）に経済的に依存していることが疑われる
- ☐ 住居が不衛生

図表2　高齢者虐待の種類と内容

区分	内容	具体例
身体的虐待	暴力行為などで、身体に傷やアザ、痛みを与える行為や、外部との接触を意図的、継続的に遮断する行為	・平手打ちをする、つねる、殴る、蹴る、無理やり食事を口に入れる、やけど・打撲させる ・ベッドに縛り付けたり、意図的に薬を過剰に服用させたりして、身体拘束、抑制をする
ネグレクト（介護・世話の放棄、放任）	意図的であるか、結果的であるかを問わず、介護や生活の世話を行っている家族が、その提供を放棄または放任し、高齢者の生活環境や、高齢者自身の身体・精神的状態を悪化させていること	・入浴させておらず異臭がする、髪が伸び放題だったり、皮膚が汚れている ・水分や食事を十分に与えられていないことで、空腹状態が長時間にわたって続いたり、脱水症状や栄養失調の状態にある ・室内にごみを放置するなど、劣悪な住環境のなかで生活させる ・高齢者本人が必要とする介護・医療サービスを、相応の理由なく制限したり使わせない
心理的虐待	脅しや侮辱などの言語や威圧的な態度、無視、嫌がらせ等によって精神的、情緒的に苦痛を与えること	・排泄の失敗を嘲笑したり、それを人前で話すなど高齢者に恥をかかせる ・怒鳴る、ののしる、悪口を言う ・侮辱をこめて、子どものように扱う ・高齢者が話しかけているのを意図的に無視する
性的虐待	本人との間で合意が形成されていない、あらゆる形態の性的な行為またはその強要	・排泄の失敗等に対して懲罰的に下半身を裸にして放置する ・キス、性器への接触、セックスを強要する
経済的虐待	本人の合意なしに財産や金銭を使用し、本人の希望する金銭の使用を理由なく制限すること	・日常生活に必要な金銭を渡さない、使わせない ・本人の自宅等を本人に無断で売却する ・年金や預貯金を本人の意志・利益に反して使用する

医療経済研究・社会保健福祉協会：平成15年度「家庭内における高齢者虐待に関する調査」より一部改変して引用

実践例 1

搬送した救急隊に話を聞くと、「家は散らかっており、搬送に困難を極めるような状態だった」ということが判明した。さらに、カルテを見ると、Lさんは外傷でたびたび救急外来へ受診歴があり、体幹を観察すると新旧のアザが混在していた。息子に家での状況を尋ねてもやはり要領を得ない。
あなたは、これらの情報から、O主任の指摘どおり、Lさんは虐待を受けている可能性があることに気がついた。

ココがポイント！　病院は高齢者の駆け込み寺

❗ 虐待を疑うキーワードに敏感になること。
❗ 虐待を受ける高齢者の多くは、自分から虐待の事実を訴えない（訴えることができない）。
❗ 病院を受診することが多いのは、ネグレクトによる脱水と外傷。

課題 2　虐待を疑った時の対応策は？

病院内に虐待事例への対応マニュアルは存在しているでしょうか。もしマニュアルがない場合は、管理者にマニュアルの作成を要請することが必要です。

　高齢者虐待を疑った場合は、原則として、高齢者虐待防止法に基づき、市町村役所（介護福祉課）、地域包括支援センターへの通告が必要となります。連絡先は、インターネットなどで検索できます。最近は夜間・休日でも緊急相談できるよう配慮がなされている自治体が多いようですが、対応に難渋する場合は警察に相談をします（**図表3**）。医学的に入院の必要はなくても緊急避難が必要と判断された場合、養護老人ホームや特別養護老人ホームへ緊急避難のための入所措置をとることができます。

　現実問題としては、自治体も小児や女性虐待ほどは対応事例が少なく、円滑に進まない

図表3　虐待事例の対応の流れの一例

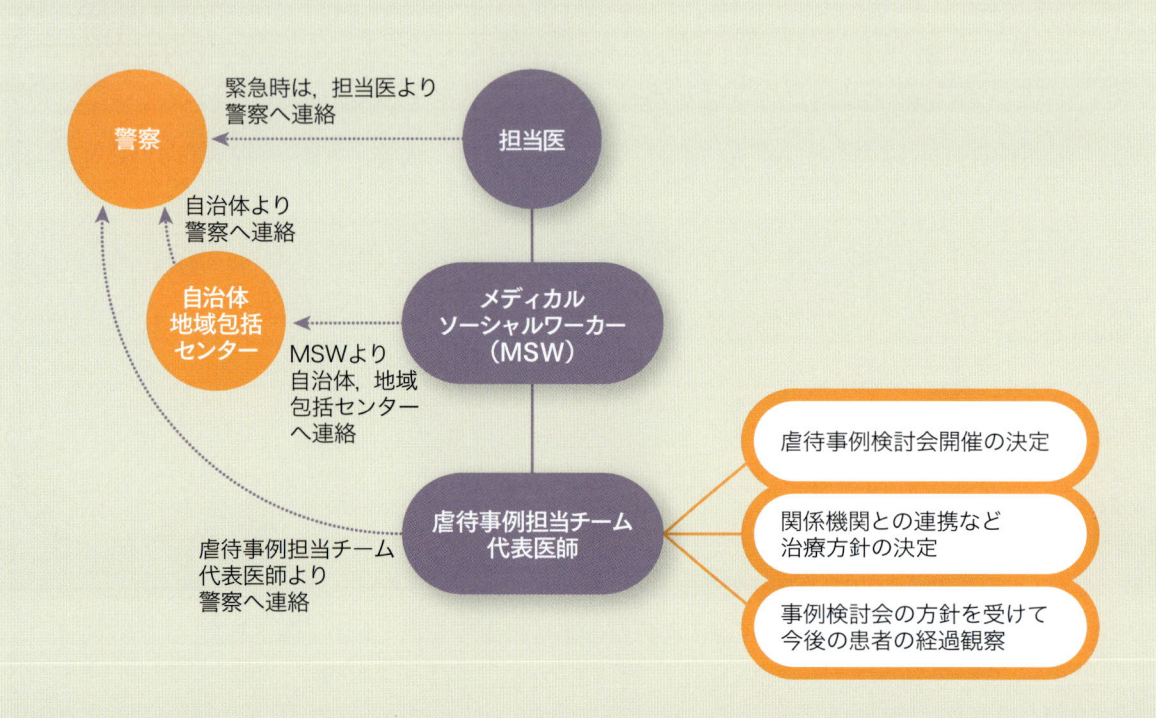

```
警察 ←── 緊急時は，担当医より警察へ連絡 ── 担当医
  ↑                                            │
  │ 自治体より警察へ連絡                        │
  │                                            │
自治体
地域包括 ←── MSWより自治体，地域包括センターへ連絡 ── メディカル
センター                                         ソーシャルワーカー
  ↑                                            （MSW）
  │                                            │
  │ 虐待事例担当チーム代表医師より警察へ連絡    │
  │                                            │
  └──────────── 虐待事例担当チーム ─── 虐待事例検討会開催の決定
                  代表医師        ├── 関係機関との連携など
                                  │    治療方針の決定
                                  └── 事例検討会の方針を受けて
                                       今後の患者の経過観察
```

ことも多いのですが、一医療機関としての対応だけでなく、社会に援助を要請したという事実をはっきりと残しておくためにも関係各所への相談は重要です。患者が介護保険による介護サービスを利用している場合は、ケアマネジャーに連絡して対応を協議することも必要となります。

叱責ではなく適切なアドバイスを

注意すべき点として、虐待を行っていると考えられる者（多くは介護者）に対して、決して叱責したり尋問するような口調になってはいけません。多くの場合は、介護者もどうしてよいかわからず、ストレスを抱えていることが虐待の原因となっています。「お独りで介護をされていて大変でしょう」など介護の大変さに共感を示す言葉をかけ、適切な介護サービスを利用できているかを尋ね、利用していない場合は介護保険申請のために区役所に行くことを勧めるなどの助言が必要となります。

実践例 2

これらの知識を得たあなたは、付き添ってきた息子に「お独りでお母さんの介護をされていたのですか？大変でしょう」と言葉をかけた。息子からは「自分も仕事で疲れているし、どうやって面倒を見ればよいのかわからなかった。仕事も忙しくて、ストレスでついつい手を上げてしまうことがあった」という発言があった。あなたは、息子に介護保険の申請のために役所に行くことを勧め、上司に状況を報告した。上司から役所に報告され、Lさんは緊急で特別養護老人ホームへ入所することが決定した。

ココがポイント！ 虐待者に必要なのは適切なアドバイス

- 虐待を疑っても、感情的に行動してはいけない。
- 虐待を疑った時の対応策を知ろう。
- 介護者には共感し、介護サービス利用など適切なアドバイスを。

CASE 13 入院させてもらえませんか?

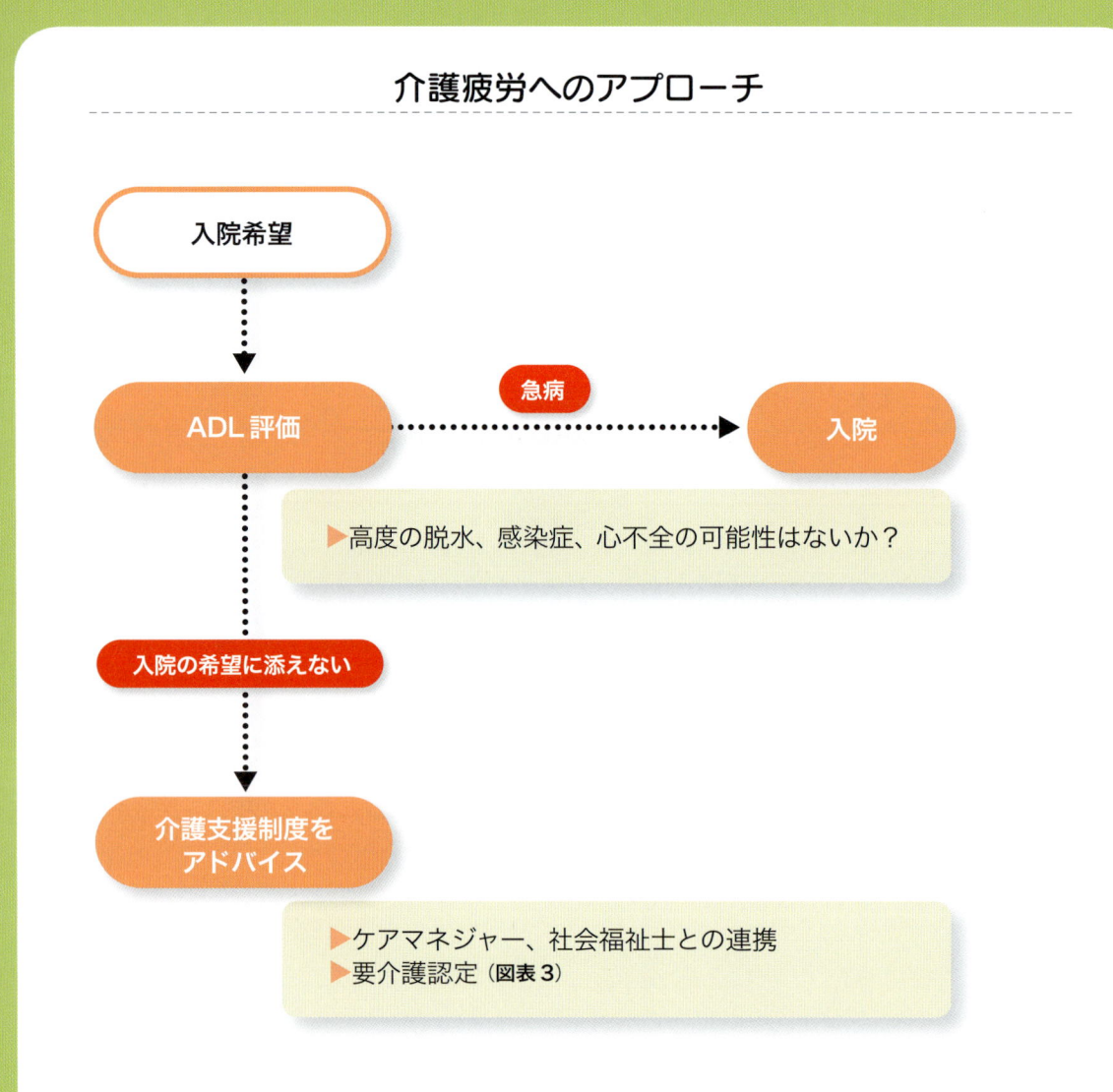

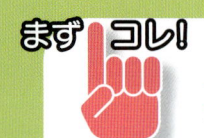

介護疲労へのアプローチ

```
入院希望
   ↓
ADL評価 ·····急病·····→ 入院
   │
   ▶ 高度の脱水、感染症、心不全の可能性はないか?
   ↓
入院の希望に添えない
   ↓
介護支援制度を
アドバイス
   ▶ ケアマネジャー、社会福祉士との連携
   ▶ 要介護認定（図表3）
```

まずコレ! 介護者のストレスへの対応は傾聴から

「要求が通らなきゃ感謝されないんだから無駄だって」と話を聞く前にあきらめず、どんなことに困っているのか耳を傾けてみてください。介護保険の知識があるとアドバイスの幅が広がります。

> **症例　Mさん（87歳、男性）**
>
> Mさんが家族（息子夫婦）に連れられて救急外来を受診しました。主訴は「元気がない」ということだったのですが、バイタルサインの異常はなく、顔色もよさそうです。Mさんは「いつもと調子は変わりない」と言っています。ご家族に話を聞くと、「もう家では介護ができないので何とか入院させてください」と言われました。
>
> **課題1** いきなり入院希望があったら、どのような評価が必要でしょうか？
>
> **課題2** 入院の希望に添えない場合は、どのようなアドバイスが適切ですか？

　国の医療政策によって病床が削減され、要介護高齢者も施設や病院ではなく、自宅で介護を行う方針がうちだされました。その結果、自宅で介護を受けて生活している要介護高齢者が増えています。彼らは常に急性疾患罹患（慢性疾患の急性増悪も含みます）や外傷の危険と隣りあわせであり、高齢者の救急受診は今後さらに増加すると予想されます。

　そのような中で、本症例のように「自宅での介護が大変なので入院させてもらえないか」という理由での救急受診に遭遇することがありますが、救急医療を担当する病院の病床事情が厳しいためでしょうか、医療従事者の多くは瞬間的に「そんな社会的入院はできませんよ!!」とネガティブな感情が湧き出てくることが多いようです。怒りや苛立ちなどネガティブな感情を持ってしまうことは人間として仕方のないことですが、そのままの気持ちで診療を始めると、大変な失敗をする危険があります。

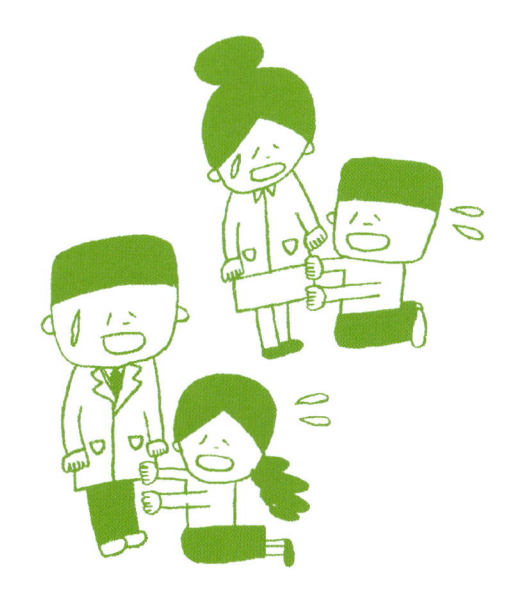

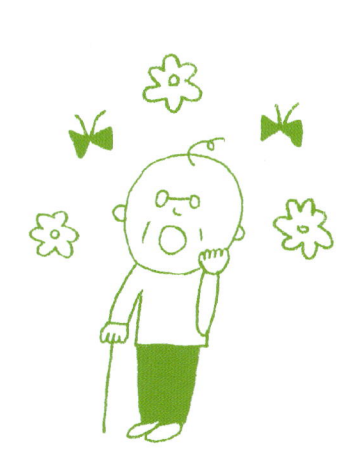

課題1 いきなり入院希望があったらどのような評価が必要でしょうか？

いきなり「自宅で介護ができなくなったから入院させてください」という要求に、ストレスを感じたことのある医療従事者もいることでしょう。しかし、「介護が大変になって自宅では看られなくなった」という主訴で救急受診した高齢者の20〜50％に入院治療が必要な急病がみつかったという報告が海外にはあります。診断の多くは高度の脱水症、感染症、心不全でした。**図表1**に注意すべき急性疾患をまとめました。

「元気なし高齢者」の項（→p.26）でも述べましたが、漠然とした訴えの高齢者の診療にあたる時は、これらの疾患を念頭におき、今までどのようなADL（IADL：手段的ADL）であったのが、いつから何ができなくなってしまったのかを具体的に把握する必要があります。もう一度、ADLとIADLを復習しましょう（**図表2**）。

最初に急性疾患が隠れていないかを確認することは非常に重要ですが、最近では特に急性疾患がなくても、介護環境の破綻が救急受診につながるケースも増えています。このような場合は、きっと病気の評価ばかり集中してしまいがちな医師よりも、高齢者のケア全体を考える広い視野を持った看護師の腕の見せ所です。たとえ、入院の希望に添うことができない場合でも、ご家族の介護疲労について話を聞き、苦労に共感の意を表してください。

実践例1

漠然とした主訴で受診した高齢者では、急性疾患が隠れていないかを確認すること、ADL評価が大切であることを理解したあなたは医師とともに丁寧な診療を行った。しかし、Mさんに入院が必要な急病は特に認められなかった。
家族に話を聞くと、Mさんは日常生活のほぼ全てに介助が必要な状態だった。これまでは介護サービスを利用することなくお嫁さんがすべての介護をしていたが、お嫁さんも体調を崩してしまい、他に介護ができる人が誰もいないため「何とか入院できないだろうか」と困り果てての受診であることがわかった。Mさんおよび家族の最も重要な問題は、介護疲労であることが判明した。

図表1 高齢者の活動性が低下した時に疑うべき疾患

- ☐ **急性心筋梗塞**（12誘導心電図をチェック）
- ☐ **心不全**（呼吸数の増加は？ 心拍数増加は？ SpO_2低下は？ 体重増加や浮腫は？）
- ☐ **感染症**（肺炎、尿路感染症、胆道感染症、褥瘡、敗血症などを探す）
- ☐ **慢性硬膜下血腫**（急速な認知機能の悪化はないか？）
- ☐ **貧血**（消化管出血や悪性腫瘍の検索が必要。黒色便はないか？）
- ☐ 脱水症（舌や皮膚の乾燥は？）
- ☐ 副腎機能不全
- ☐ 甲状腺機能低下症
- ☐ 薬剤の副作用（内服薬はすべてリストアップしておく）
- ☐ うつ、認知症
- ☐ パーキンソン病

図表2 ADLの評価項目

基本的ADL
T-HEADと覚える
- T　Toileting（排泄）
- H　Hygine（衛生：入浴、歯磨きなど）
- E　Eating（食事摂取）
- A　Ambulating（歩行、移動）
- D　Dressing（着替え）

手段的ADL
SHAFTと覚える
- S　Shopping（買い物）
- H　Housework（家事：掃除や洗濯など）
- A　Accounting（金銭管理）
- F　Food preparation（食事の準備）
- T　Transport（乗り物を利用した外出）

ココがポイント！

いきなりの入院希望にも冷静に対応しよう

- ❗「介護できなくなった」だけでも急病の可能性あり。
- ❗ 普段のADLと、ADL低下のスピードを具体的に把握しよう。
- ❗ たとえ入院が必要な病気が見つからなくても、家族の話を聞き、介護疲労に配慮しよう。

課題 2　入院の希望に添えない場合は、どのようなアドバイスが適切ですか？

高齢者の入院希望に添えないような場合、どのようなアドバイスをしたらよいでしょうか？　介護サービス利用申請をしている（介護保険を利用している）患者の場合には、ケアマネジャーと相談することが最適です。さらに自分の勤務する病院の社会福祉士さんと普段から連携していると、どのようなアドバイスをしたらよいか、地域の実情を踏まえた情報を得ることができます。

　要介護認定を申請していない（介護保険未利用）の患者の場合には、まず市町村役所で要介護申請をしてもらうところから始めなくてはいけません（**図表3**）。この場合、実際

図表3　要介護認定までの流れ

要介護認定を申請すると、市区町村の職員による「訪問調査」があります。

訪問調査

調査員があらかじめ電話で日時を約束して訪問、本人の心身の状態を聞き取り調査します。

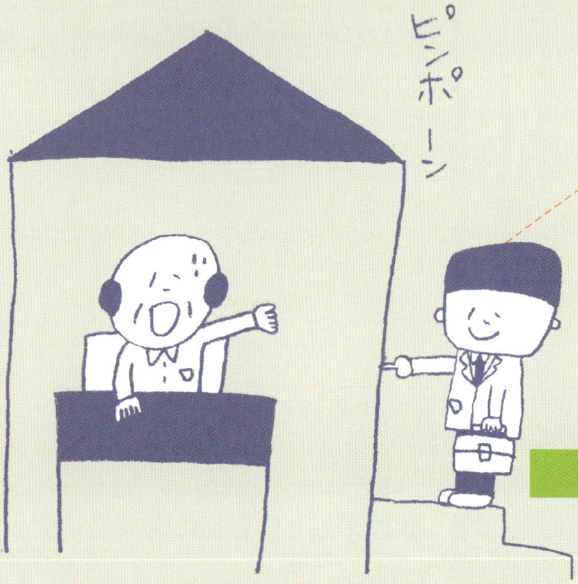

聞き取り内容
- 麻痺や関節の動き
- 寝返り〜起き上がり〜歩行
- 入浴、排泄、食事
- 衣服着脱、掃除、金銭管理
- 視力、聴力、意志の伝達
- ひどい物忘れ、徘徊などの行動
- 14日以内に受けた医療

ピンポーン

コンピューターで一次調査

に介護サービスが利用できるようになるまで時間がかかるため、家族にその旨を説明し、それまで自宅で介護を頑張ってもらう必要性を説明します。

　自分ひとりでどうしてよいかわからなくなり、絶望的になって救急外来に駆け込んでくる家族も多く、そのような場合は、今後の方向性が明らかになるだけでも効果的です。また、短期でも自宅介護の継続が難しい場合は短期間の入院、自施設での入院が難しい場合はMSWを通じての転院紹介を行うことになります（このあたりの対応は、病気の治療とは異なる能力が必要とされるため、医師はどうしても厄介な仕事と思ってしまうようです。ぜひ、勤務する施設のMSWや看護師長を仲間につけて頑張ってください）。

　この症例のような問題は、介護保険サービスの利用が問題解決のカギとなってくるので、少なくとも概要は理解しておく必要があります（**図表4**）。

主治医の意見書
申請の際に記載した主治医が、医学的な見地から意見書を作成します。

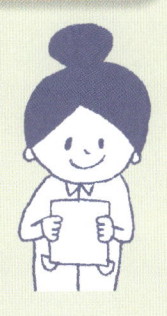

不服申し立て
認定結果に納得できないときは、都道府県にある「介護保険審査会」に不服申し立てを行うことができます

介護認定審査会
介護認定審査会が、訪問調査結果と主治医の意見書により、審査・判定します。

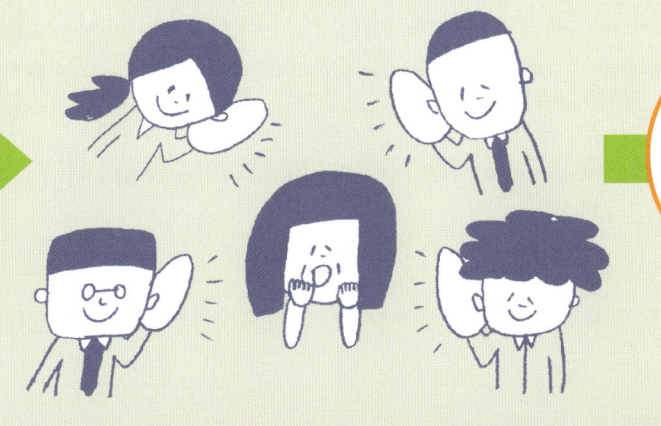

専門職で合議して二次判定 → 認定結果の通知へ

図表4 介護保険制度の概要

介護保険制度は、要介護高齢者の増加、核家族化などを背景に2000年からはじまりました。
対象者は65歳以上の要介護（支援）状態の高齢者と、40歳以上65歳未満の特定疾病に該当し、要介護(支援)状態の者とされています。サービスの利用には本人もしくは家族が市町村役所で申請する必要があります。
要介護度は7段階に区分（軽い方から要支援1、要支援2、要介護1～5）され、利用できるサービスが規定されます。要介護度は、事前の認定調査や主治医意見書の内容を基に判定会議で決定されます。利用できるサービスには、訪問サービス、通所サービス、短期入所サービス、施設入所サービス、地域密着型サービスなどがあります。サービスは原則としてケアマネジャー(介護支援専門員)のケアプランに基づいて提供されます。

実践例 2

介護サービスの利用が重要であることを理解したあなたは、Mさんの家族に要介護認定を申請しているか尋ねたところ、「要介護2という通知をもらったが、まったく介護サービスは利用していない」ということだった。あなたは、Mさんの担当ケアマネジャーと自施設の社会福祉士に連絡をとり、今後の対応を相談した。担当ケアマネジャーとMSWとの連携が円滑に進み、近隣の施設でこのまま緊急的に短期入所療養介護(ショートステイ)サービスを利用できることとなった。
短期入所の間に、ケア計画の見直しがはかられた。

ココがポイント！ 介護支援制度に強くなろう！

❗ 患者・家族への援助の成功はケアマネジャー、MSWとの連携にかかっている。
❗ 要介護認定を申請していない場合は、申請を勧めること（本人または家族が市町村役所へ）。

PICK UP

要介護高齢者が生活している施設

　要介護高齢者が生活している施設からの救急受診や救急搬送も増えてきました。そのような場合、どんな環境で生活しているのかを把握しておく必要があります。病院に勤務していると、「施設入所者だから帰宅させても十分な介護や看護を受けることができるだろう」と思いがちですが、グループホームやケアハウス、有料老人ホームなどは、基本的にADLが自立していることが前提の施設なので、急病時の頻回の経過観察などは難しいのが現実です。

● 要介護高齢者が生活している施設

| 特別養護老人ホーム（介護老人福祉施設） | 常時介護が必要で在宅生活が困難な要介護者が入所します。医療従事者の配置基準は入所者100人当たり、医師は1人(非常勤可)、看護師3人です |

| 老人保健施設（介護老人保健施設） | 病状が安定しており入院治療は必要ないが、リハビリテーションや看護・介護を必要とする要介護者が入所します。医療従事者の配置基準は入所者100人当たり、医師は1人(常勤)、看護師9人です |

| 療養病床（介護療養型医療施設） | 急性期治療を終えてもカテーテルを装着しているなど、常時医学的管理が必要な要介護者が入所します。医療従事者の配置基準は入所者100人当たり、医師は3人、看護師17人です |

以下の施設は要介護度が軽い人を対象としており、医療従事者の配置基準はありません。

有料老人ホーム
民間業者による老人ホームで、基本的に自立した高齢者が対象となります

ケアハウス
独居に不安がある高齢者が入所します。食事や入浴のサービスを受けることができますが、自立した高齢者が対象になります

高齢者向け住宅
安否確認と緊急時の医療機関受診などを行う高齢者専用賃貸住宅で、基本的に自立した高齢者が対象になります

グループホーム
認知症の高齢者が少人数で共同生活をしながら介護やリハビリをうけるサービスです

Q 高齢者の心肺停止症例で胸骨圧迫を行うと肋骨が折れてしまうのではないかと心配になります。注意点を教えてください

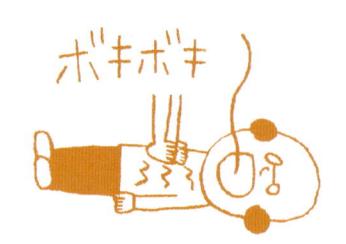

A 骨折を心配するよりも脳血流を供給するために深く胸骨圧迫を行うことの方が重要です。

　心肺蘇生で最も重要なことは、質の高い胸骨圧迫を行うことです。脳への血流を供給するためには毎分100回のスピードで、少なくとも5cm程度（6cmを超えるくらい）沈むくらいの深さの胸骨圧迫が必要になります。高齢者では胸郭が変形していたり、骨粗鬆症の影響などから確かに胸骨圧迫に伴う骨折の合併の危険が高くなります。しかし、骨折を心配するよりも、脳血流を供給するために深く胸骨圧迫を行うことの方が重要であるという原則は忘れないでください。

　手の付け根を胸骨に当て、指は触れないように注意し、患者の胸骨に対して垂直に圧迫するように心がけることが骨折の合併を減らすためのポイントです。

　胸骨圧迫中に肋骨骨折をきたしてしまった場合は、小さな気胸を合併することがあります。小さな気胸でも心拍再開後に人工呼吸器に装着した時に緊張性気胸になることがあるため注意が必要です。

①胸骨の下半分に手のひらを重ねおく

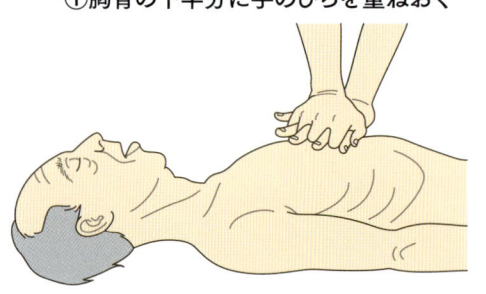

胸骨の下半分（胸の上下・左右中央）に手のひらの根本部分を当て，もう一方の手のひらを重ねる

②肘を伸ばし体重をかけて圧迫する

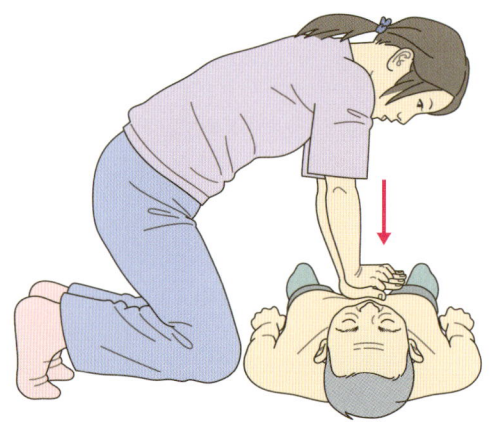

肘をまっすぐに伸ばし，肩が手のひらの真上にくる姿勢をとる。手のひらの根本部分に体重をかけて圧迫

Q 麻痺をきたしている高齢者のアセスメントではどこに注意するべきですか？

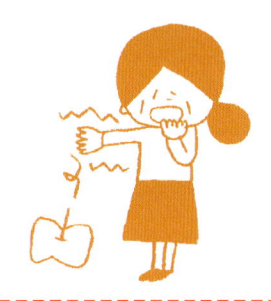

A 麻痺を呈した患者の評価では麻痺の部位に注目することが診断の第一歩となります。麻痺は部位によって、①片麻痺、②対麻痺、③単麻痺、④四肢麻痺の4種類のタイプに分類することができます。

❶片麻痺

　高齢者で最も多いのは片麻痺（身体の一側の上下肢の麻痺）です。片麻痺の原因の多くは脳卒中（脳出血や脳梗塞）で、頭部CTによって診断されますが、低血糖症でも片麻痺をきたす場合があるので、頭部CT検査の前に血糖値を測定しておくことが大変重要です。

❷対麻痺

　両下肢に麻痺をきたすことを対麻痺と呼びます。多くの場合は脊髄（通常は胸髄）の病変が原因となります。対麻痺をみると、腰髄（腰椎）の異常で起きていると思ってしまう人がよくいますが、腰が原因で対麻痺をきたすことはありません。「対麻痺をみたら原因は腰ではなく胸を探す」と覚えておきましょう。まれに、ギラン・バレー症候群（下肢の麻痺から始まり、上行性に麻痺が進行していくことが多い）のような末梢神経障害が原因の場合もあります。

❸単麻痺

　四肢のうち、一肢のみが麻痺をきたすことを単麻痺と呼びます。単麻痺をきたした高齢者をみたら、急性動脈閉塞による血流障害を疑う必要があります。必ず末梢の動脈拍動を触知するか、痛みやしびれはないか、皮膚の色は蒼白ではないかなどを確認してください。骨折など四肢の外傷後に単麻痺をきたした場合は、コンパートメント症候群（外傷部の腫脹や出血で血流障害や神経障害をきたす病態）を疑う必要があります。コンパートメント症候群の疑いがある場合は、減張切開という緊急処置が必要になるため、整形外科医への相談が必要です。

❹四肢麻痺

　両側上下肢に麻痺をきたす場合を四肢麻痺と呼びます。四肢麻痺は頸髄の病変、電解質異常（多くの場合は低カリウム血症）、甲状腺機能亢進症が原因となります。

Q　目の前でけいれんを起こした患者さんの対応をする時の注意点は？

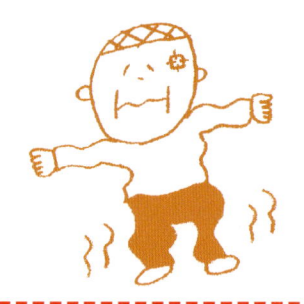

A 目の前で患者がけいれんを起こしてしまうと医療者は非常にあわてます。経験豊富で優秀な医療者は「けいれんは早く停止させなければならない。そのためにはジアゼパム（セルシンやホリゾン）の静注が必要だ。セルシンやホリゾンは生理食塩水じゃないと混濁するので、生理食塩水で輸液路確保の準備を使用……」という思考で素早く動くことが多いと思いますが、ここで注意が必要です。

　けいれんは、①脳での異常信号が発せられることによっておこるてんかん発作と、②脳に血液や酸素が供給されなくなった全脳虚血の場合の2つに大きく分けられます。前者（てんかん発作）の場合には、セルシンやホリゾンを使って迅速にけいれんを停止させることが大切なのですが、後者（全脳虚血）の場合には、脳血流低下をきたすような危険な不整脈（心室細動、心室頻拍、高度の徐脈など）の可能性はないかに注意を払う必要があります。

　これらの重篤な不整脈では、意識を消失する前に短時間(多くの場合は30秒以内)のけいれん様の動き（頭部を反って、眼球を上転させ、筋緊張が亢進してピクピクと震うような動き）をすることがあります。不整脈発作を繰り返しているような状態では、短時間のけいれんと意識消失・回復を繰り返すため、てんかんの重積状態と誤診されてしまうことがあります。

　てんかん発作の場合は、発作後に意識が回復するまでに数分以上時間を要するため、短時間のけいれん後の意識障害で、すぐに意識が回復するようなケースは、重篤な不整脈を疑い、心電図モニターと除細動器を準備します。

Q 胃ろうが抜けてしまった時、応急処置はどうしたらよいでしょうか？

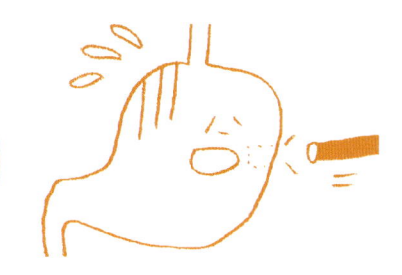

A 直後であれば、胃ろう用のチューブ（ない場合は他の柔らかいカテーテル）を瘻孔に挿入し、閉塞を予防します。その後、医師に連絡しましょう。

　胃ろうから経管栄養を受けている高齢者で、何らかの拍子に胃ろうが抜けてしまった場合、ろう孔は数時間も放置すると塞がってしまう危険があるため、迅速な対応が必要です。胃ろうが抜けてしまった直後であれば、胃ろう用のチューブがない場合はネラトンカテーテル、経鼻胃管、吸引チューブ、尿道カテーテルなど軟らかいカテーテルをろう孔に挿入してください。ろう孔の閉塞を予防できます。緊急処置を行った後に、医師による確認が必要になります。

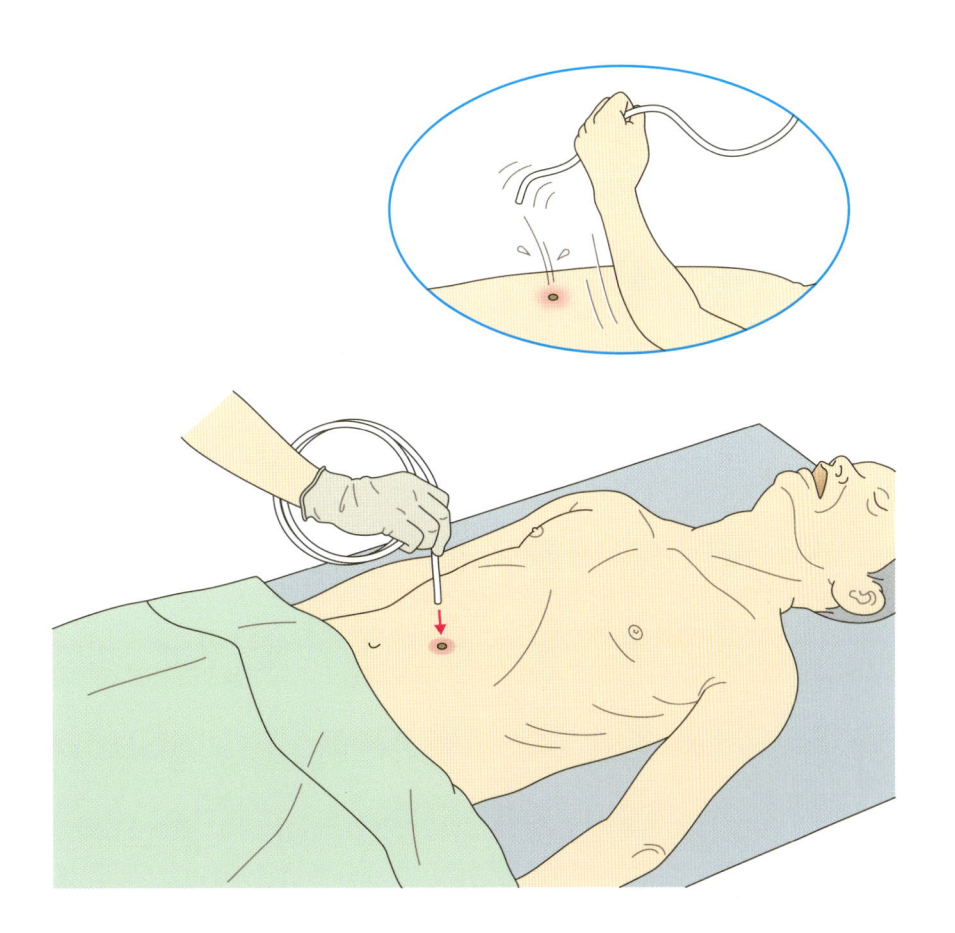

> **Q** 腰痛の高齢者のアセスメントでは何に気をつけるべきでしょうか？

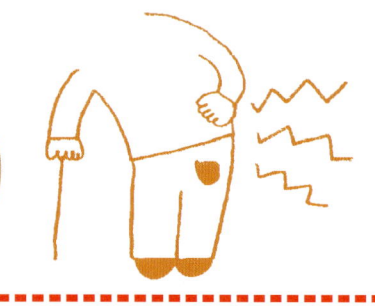

A 腰痛は高齢者においてよくみられる症状です。「年だから腰くらい痛くなるでしょう」と安易に考えていると、重篤な疾患を見落とす危険があります。
危険な腰痛を見逃さないためには①発熱はないか？ ②安静時に痛くないか？ ③貧血はないか？ ④神経症状はないか？の4点を確認することが大切です。

❶発熱はないか

　発熱を伴う腰痛は骨髄炎、椎間板炎、硬膜外膿瘍、腸腰筋膿瘍など脊椎・脊髄および周辺の筋肉の感染の可能性があります。これらの感染症は糖尿病患者、長期カテーテル留置患者、敗血症や感染性心内膜炎など血液中に細菌が認められる患者に起こりやすいといわれています。発熱を伴う腰痛の高齢者に対して、原因検索をしないで鎮痛薬（多くは解熱作用もあります）を安易に用いていると診断が遅れることになり要注意です。

❷安静時に痛くないか

　椎間板ヘルニア、脊柱管狭窄症、急性腰痛症（"ぎっくり腰"と呼ばれる腰痛です）、腰椎圧迫骨折などに起因するいわゆる"整形外科的な腰痛"は安静にしていると痛みはないが、動くと激痛を伴うことが特徴です。これに対して大動脈解離や腹部大動脈瘤の破裂など血管疾患による痛みは、安静にしていても軽快しません。また、悪性腫瘍の骨転移や多発性骨髄腫などでは長時間同じ姿勢でいると痛みが増悪してきます。ベテランの看護師さんから「夜間に救急受診する腰痛は危険な腰痛であることが多い」という言葉を聞いたことがある人もいると思いますが、これは「夜に就寝していて痛くなる＝長期臥床で痛くなる。だから悪性腫瘍の骨転移を疑え」という理屈に由来するものです。胃がん、肺がん、前立腺がん、乳がんなどが骨転移をきたす主要ながんですが、これらのがんも、高齢になると、骨転移をきたすまでまったく症状を呈さないことがあります。

❸貧血はないか

　高齢になると増加してくる多発性骨髄腫という骨髄の悪性腫瘍は、貧血と腰痛で発見されることが多い疾患です。腰痛の高齢者を診察して、「顔や結膜が青白い」「最近疲れやす

い」「元気がない」など貧血を疑うような症状があれば必ず血液検査を実施し、実際に貧血が認められれば多発性骨髄腫を疑うことが必要になります。

❹神経症状はないか

　下肢のしびれや運動障害、肛門周囲の知覚低下などをきたす腰痛は脊髄の圧迫症状を示唆するため早期の外科的手術の適応となることがあります。これらの神経所見を詳細に評価することは技術を要しますが、おおよその評価は**下表**のような項目で可能なので覚えておきましょう。

簡単な腰椎レベルでの神経障害の確認項目

- ☐ 下腿の内側（主にL4領域）と外側（主にL5領域）の感覚は大丈夫か？
- ☐ 足の底屈（踵立ちのような曲げ方）はできるか？（L5領域の確認）
- ☐ つま先立ちのような伸ばし方はできるか？（S1領域の確認）

文献

CASE 1
1. Roy LS：J AM Geriatr Soc；53：1961-1965, 2005
2. Caterino, J. M：Evaluation and management of geriatric infections in the emergency department. Emerg. Med. Clin. North. Am., 26：319-343, 2008
3. Boockvar, K. S. & Lachs, M. S.：Predictive value of nonspecific symptoms for acute illness in nursing home residents. J. AM. Geriatr. Soc, 51：1111-1115, 2003
4. Rutschmann, O. T., et al.：Pitfalls in the emergenc department triage of frail elderly patients without specific complaints. Swiss Med. Wkly., 135：145-150, 2005

CASE 2
1. Tinetti, M. E.：Preventing falls in elderly persons. N. Engl. J. Med., 348：42-49, 2003
2. Guideline for the prevention of falls in older persons. J. Am. Geriatr. Soc., 49：664-672, 2001
3. Lawlor, D. A. et al.：Association between falls in elderly women and chronic diseases and drug use：cross sectional study. BMJ, 327：712-717, 2003
4. Shaw, F. E. & Kenny, R. A.：The overlap between syncope and falls in the elderly. Postgrad. Med. J., 73：635-639, 1997
5. 日本救急看護学会 監修：JNTEC コースガイド, へるす出版, 2008

CASE 3
1. Hustey, F. M. & Meldon, S. W.：The prevalence and documentation of impaired mental status in elderly emergency department. Ann. Emerg. Med., 39：248-253, 2002
2. Sanders, A. B.：Missed delirium in older emergency department patients：a quality-of-care problem. Ann. Emerg. Med., 39：338-341, 2002
3. Kakuma, R. et al.：Delirium in older emergency department patients discharged home：effect on survival. J. am. Geriatr. Soc., 51：443-450, 2003
4. Gleason, O. C.：Delirium. Am. Fam. Physician, 67：1027-1034, 2003

CASE 5
1. 岩田充永：救急外来でのキケンな一言, 羊土社, 2008

CASE 6
1. 日本糖尿病学会 編：糖尿病治療ガイド 2008-2009, 文光堂, 2008

CASE 7
1. 道又元裕 監修：こっそり聞きたい酸素投与, エキスパートナース vol.25 No.13, 照林社, 2009
2. 日野原重明 編集：フィジカルアセスメント 第4版：ナースに必要な診断の知識と技術, 医学書院, 2006
3. 山勢博彰 編集：やりなおしのフィジカルアセスメント, smartnurse 2008 秋季増刊, メディカ出版, 2008

CASE 8
1. 美濃良夫 編著：高齢者介護急変時対応マニュアル, 講談社, 2007
2. 岩田充永：救急外来でのキケンな一言, 羊土社, 2008

CASE 9
1. 芦川和高 監修：New 図解救急ケア2nd, 学研, 2007

CASE 11
1. 林寛之 編：jmedmook01 いきなり名医 もう困らない救急・当直, 日本医事新報社, 2009
2. 医療経済研究・社会保健福祉協会：平成15年度「家庭内における高齢者虐待に関する調査」

CASE 12
1. 独立行政法人保健福祉医療機構：WAM NET（介護早わかりガイド）, http://www.wam.jp/kaigo_guide/
2. Caterino, J. M.：Evaluation and management of geriatric infections in the emergency department. Emerg. Med. Clin. North Am., 26：319-343, 2008
3. Boockvar, K. S. & Lachs, M. S.：Predictive value of nonspecific symptoms for acute illness in nursing home residents. J. AM. Geriatr. Soc, 51：1111-1115, 2003
4. Rutschmann, O. T., et al.：Pitfalls in the emergency department triage of frail elderly patients without specific complaints. Swiss Med. Wkly., 135：145-150, 2005

索引

あ

IADL ……………………………… 28, 118
悪性腫瘍 ……………………… 11, 12, 58, 89
悪性リンパ腫 ……………………………… 53
アスピリン ………………………………… 92
アダムス−ストークス症候群 …………… 108
アドレナリン ……………………………… 67
アナフィラキシー ………………………… 74
アナフィラキシーショック ……………… 108
アルコール ………………………………… 47
アルコール依存症 ……………………… 112
アルコール性肝硬変 ……………………… 19
アルコール多飲歴 ………………………… 47
アルコール中毒 …………………………… 62
アルツハイマー型認知症 ………………… 14
アルツハイマー病 ………………………… 44
アレルギー ………………………………… 77
アンギオテンシン受容体拮抗薬
（ARB）…………………………………… 65
アンギオテンシン変換酵素阻害薬
（ACE阻害薬）…………………………… 65
安静時 ……………………………………… 16
アンダートリアージ ……………………… 10
EF（心駆出量）…………………………… 15
胃潰瘍 ……………………………………… 65
胃がん ………………………………… 11, 128

eGFR ……………………………………… 13
意識 ………………………………………… 60
意識ＡＢＣ ……………………………… 104
意識混濁 …………………………………… 45
意識障害 ………………………………… 44, 62
意識消失 …………………………………… 36
意識レベル ………………………………… 77
意識レベルの評価 ………………………… 83
胃食道逆流症 ……………………………… 12
一過性意識消失 ………………………… 36, 81
一過性脳虚血発作 ………………………… 78
一酸化炭素結合ヘモグロビン濃度 ……… 63
一酸化炭素中毒 ………………………… 47, 62, 63
医療トラブル ……………………………… 18
イレウス ……………………………… 56, 57
入れ歯 ……………………………………… 75
胃ろう …………………………………… 127
インスピロン ……………………………… 73
インスリン製剤 …………………………… 66
インフルエンザ ………………………… 36, 52
インフルエンザワクチン ………………… 12
ＷＰＷ症候群 ……………………………… 80
右室梗塞 …………………………………… 92
うつ …………………………… 21, 32, 98, 119
右半結腸 …………………………………… 58
埋込み式除細動器 ………………………… 85
運動障害 ………………………………… 129
衛生 ………………………………………… 28

ALS ………………………………………… 74
ACS（急性冠症候群）…………………… 86
ADL ……………………………… 20, 28, 118
ADL低下 ……………… 11, 18, 21, 32, 40, 52
SSRI ……………………………………… 36
S状結腸軸捻転症 ………………………… 58
ST異常 …………………………………… 94
ST上昇 …………………………………… 93
ST低下 …………………………………… 93
エストロゲン分泌 ………………………… 50
SpO_2低下 ……………………………… 47
Ｘ線検査 …………………………………… 35
Ｘ線撮影 …………………………………… 39
NSAID …………………………………… 65
NPPV ……………………………………… 72
MSW …………………………………… 114
MMSE ………………………………… 23, 24
エラスチン量 ……………………………… 16
嚥下反射 …………………………………… 12
嘔吐 …………………………………… 56, 83
嘔吐症状 …………………………………… 99
OMI …………………………………… 69, 84, 106

か

介護計画 …………………………………… 23
介護サービス ………………………… 29, 120
介護者 ………………………………… 18, 112

介護者のストレス	116	
介護体制	40	
介護疲労	116	
介護プラン	20	
介護保険	29, 115, 120	
介護保険制度	121	
介護療養型医療施設	123	
介護老人福祉施設	123	
介護老人保健施設	123	
外傷	16, 40, 47	
外傷看護アプローチ	41	
外傷痕	112	
外的因子	36	
買い物	28	
潰瘍の穿孔	58	
カウンセラー	21	
顔色	83, 103	
家屋の照明	36	
下顎挙上	41	
過換気	70, 89	
過換気症候群	70	
拡張障害型心不全	15	
家事	28	
下肢腫脹	89	
画像検査	58	
家族	18	
家族対応	41	
家族歴	89	
片側胸郭の挙上	75	
肩こり	93	
片麻痺	47, 81, 125	
喀血	52, 89	
カテーテル	127	
カテーテル検査	16	
カテコラミン	14, 16	
カテコラミン分泌	16	
カリウム保持性利尿薬	65	
カルシウム	62	
カルシウム拮抗薬	16	
カルバペネム系抗菌薬	65	
加齢	11	
眼外傷	112	
眼球	83	
肝性昏睡	62	
間接リウマチ	65	
感染源の検索	51	
感染症	11, 32, 36, 47, 50, 62, 119, 128	
感染性心内膜炎	52, 128	
完全房室ブロック	37	
肝損傷	39	
浣腸	54	
肝膿瘍	52	
既往歴	19	
記憶障害	44	
記憶の遅延再生	23	
着替え	28, 29	
気管支拡張薬	75	
気管支喘息	65, 74, 75	
気管挿管	72	
気管偏位	75	
気胸	39, 74	
基準値	11	
基礎疾患	19	
基礎体温	11	
帰宅	40, 101	
帰宅後	20	
喫煙	89	
気道異物	74	
気道確保	41	
気道閉塞	38	
キノロン系抗菌薬	65	
基本的日常生活動作	28	
記銘力	23	
虐待	110	
吸気性喘鳴	74	
救急治療	20	
急性胃腸炎	19, 65	
急性咽頭炎	77	
急性咽頭蓋炎	74	
急性冠症候群（ACS）	85, 86, 93	
急性疾患	32, 36	
急性出血	98, 100	
急性心筋梗塞	16, 32, 47, 58, 80, 88, 119	
急性心不全	15, 74	
急性肺水腫	15	
急性腹症	14, 70	
急性腰痛症	128	
QT延長	85	
QT延長症候群	80, 84	
胸腔内出血	38	
胸骨圧迫	124	
狭心症	16, 88	
胸痛	18, 85, 86	
胸部X線	92	
胸部X線検査	75	
胸部外傷	75	
局所感染症状	52	
虚血性胸痛	88, 92	
虚血性心疾患	65, 89	
ギランバレー症候群	74, 125	
起立性低血圧	36	
菌血症	50	
筋性防御	55	
金銭管理	28	
緊張性気胸	38, 74, 108, 124	
筋肉量	13	
筋力低下	98	
偶発性低体温症	108	

くも膜下出血	62, 80	
クリーゼ	74	
グループホーム	123	
グルカゴン	67	
ケアハウス	123	
ケアマネージャー	29, 101, 120	
経口気管挿管	41	
経口血糖降下薬	66	
経済的虐待	112	
憩室炎	58	
頸静脈怒張	75	
経食道エコー	52	
頸椎保護	41	
頸動脈解離	80	
けいれん	83, 126	
下血	85	
下剤	12, 56, 65	
血圧	15	
血圧低下	36, 47, 65, 84, 105	
血液ガス分析	63	
血液検査	11, 51, 89, 92	
血液培養	51	
血液・免疫系	11	
結核	52	
血管拡張薬	76	
血管疾患	14	
血管性疾患	58	
血管性病変	58	
血清カリウム	84	
血清クレアチニン値	13, 91	
血栓	16	
血痰	52	
血糖値	62, 99	
ケトアシドーシス	47	
解熱鎮痛薬	19	
幻覚	44	
元気なし	26, 52
言語障害	81
検査値	91
倦怠感	93
見当識	23
見当識障害	45
降圧	15
抗うつ薬	36
高カリウム血症	19, 65, 108
交感神経α遮断薬	36
抗菌薬投与	13
口腔ケア	12
高血圧	58, 81, 99
高血圧症	16, 19, 36, 65, 89
抗血小板薬	65
高血糖	62
抗原提示機能	50
膠原病	53
抗コリン作用	12, 65
高脂血症	89
口臭	83
甲状腺機能亢進症	74, 125
甲状腺機能低下症	32, 62, 119
高浸透圧性昏睡	47
行動異常	14
高度脱水	108
高濃度酸素投与	63, 106
抗不整脈薬	36, 85
硬膜外膿瘍	52, 128
交流量システム	73
高齢化率	31
高齢者虐待防止法	114
高齢者増加のスピード	31
高齢者向け住宅	123
誤嚥性肺炎	12
鼓音	75
呼吸	68
呼吸音消失	75
呼吸管理	41
呼吸器系	12
呼吸困難	15, 70, 74, 84, 85
呼吸困難のフィジカルアセスメント	77
呼吸数	70
呼吸数増加	47
呼吸性喘鳴	75
呼吸不全	19
黒色便	11, 85
心の健康チェックのための質問表（GDS-15）	22
骨髄炎	52, 128
骨折	38
骨折部位	38
骨粗鬆症	19
骨転移	128
骨盤骨折	38
コラーゲン線維	16
コレステロール塞栓症	16
こわばり	83
コンパートメント症候群	125

さ

SIRS（全身性炎症反応症候群）	50
細菌感染症	52
在宅酸素療法	19, 71
細胞性免疫機能	50
酢酸リンゲル液	107
左室拡張能	15
左室収縮能	15
差し歯	75
左半結腸がん	12
作用時間	66

索引語	ページ
三環系抗うつ薬	12, 36
酸素投与	68, 73, 84, 92
酸素投与法（低流量システム）	70
酸素濃度	70
酸素マスク	70, 73
3点誘導	95
シアン中毒	62
GFR（糸球体濾過値）	13
CO_2 ナルコーシス	70
COPD	75
GCS	41, 77, 83
CT	52
CT室	64
GDS-15	21, 22
CVA叩打法	52
CVP（中心静脈圧）	109
JNTECアプローチ	38, 41
JCS	41, 77, 83
自覚症状	36
ジギタリス	16
子宮外妊娠	80
糸球体濾過値（GFR）	13
ジゴキシン	36
脂質異常症	19
四肢麻痺	125
四肢誘導	95
視床下部体温中枢	11
耳性めまい	98
持続型インスリン	66
失禁	83
失神	36, 78
しびれ	129
死亡原因	12
社会的入院	117
社会福祉士	120
収縮期血圧	15
収縮機能	15
収縮障害型心不全	15
重症外傷看護アプローチ	38
重症感	10
重症感染症	11
重症度評価	10
重篤疾患	32
十二指腸潰瘍	65
12誘導心電図	37, 58, 84, 85, 92, 106
粥腫破綻	16
宿便性イレウス	12
手術	89
手術暦	19
受傷機転	37
手段的日常生活動作	28
出血	39, 80, 108
出血傾向	65
出血性失神	84
出血性ショック	16
出血量	16, 39
腫瘍性疾患	53
循環器系	15
循環血液量低下	85
昇圧薬	109
消化管出血	16, 80, 85, 98
消化管穿孔	14
消化器系	11
消化不良	93
上腸間膜動脈閉塞	16
情報収集	28
静脈路確保	39, 84, 106
上腕骨近位端骨折	38
上腕骨折	39
ショートステイ	122
食事	29
食事摂取	28
食事の準備	28
褥瘡	52
食欲	21
食欲低下	11, 40
食欲不振	11, 52
除細動器	126
ショック	44, 62, 99, 102
処方リスト	20
徐脈	36, 80, 85, 99
徐脈性ショック	108
自律神経機能	32
自律神経系	14
視力低下	37, 40
ジルチアゼム	16
腎盂腎炎	52
心エコー	85
心エコー検査	15
腎機能	13
腎機能傷害	65
腎機能低下	19
心筋梗塞	14, 18, 70, 98
心筋コンプライアンス	15
心筋疾患	80
心筋症	98
心筋障害マーカー	92
心駆出量（EF）	15
神経因性膀胱	13
神経系	14
神経欠落症状	85
神経・呼吸筋疾患	74
神経障害	129
神経症状	128
心血管疾患	47, 98
心血管性失神	84
心原性ショック	107, 108
人工呼吸	72

腎梗塞……………………14, 16	生体機能……………………50	帯状疱疹……………………52
腎後性腎不全………………13	成長ホルモン………………67	大腿骨頸部骨折……………35, 38
心雑音………………………85	性的虐待……………………113	大腿骨骨折…………………39
心室性不整脈………………84	喘鳴…………………………74	大腸がん……………………11, 12, 57
心室頻脈……………………80	生理食塩水…………………39, 107	大腸穿孔……………………57, 58
身体的虐待…………………112	咳……………………………18	大動脈解離…………………47, 80, 88, 89, 98
身体的・生理学的変化……10	脊髄性ショック……………108	大動脈弁狭窄………………80
心タンポナーデ……………80, 108	脊椎圧迫骨折………………38	大動脈弁閉鎖不全…………80
心停止………………………83	脊椎管狭窄症………………128	大動脈瘤破裂………………58
心電図異常…………………84, 85	咳反射………………………12	多臓器不全…………………16
心電図の誘導………………95	石灰化………………………16	脱水…………………………19, 65, 85, 98, 100, 112
心電図モニター……………37, 99	切迫するD…………………41	脱水症………………………32, 36, 40, 119
心肺停止……………………124	全身倦怠……………………52	脱力…………………………83
心拍数………………………51	全身性炎症反応症候群（SIRS）……50	多発性骨髄腫………………11, 128
心拍数上昇…………………16	前庭神経炎…………………99	痰……………………………40
腎・泌尿器系………………13	全脳虚血……………………126	短期入所療養介護（ショートステイ）
深部静脈血栓症……………89	せん妄………………11, 14, 44, 52, 93	……………………………122
心不全	線毛細胞の機能低下………12	単極胸部誘導………………95
15, 19, 32, 36, 47, 65, 74, 75, 77, 85, 119	前立腺がん…………………128	段差…………………………36
心房細動……………………16, 36, 58, 65	前立腺肥大…………………13	胆石症………………………52
蕁麻疹………………………75	前立腺肥大症………………36, 50, 52, 65	胆道感染症…………………52
心理的虐待…………………113	造影CT………………………58, 89	単麻痺………………………125
髄液検査……………………52	造影剤………………………13	チアノーゼ…………………77
随伴症状……………………11	臓器血流不全………………15	知覚障害……………………129
髄膜炎………………………47, 52, 62	臓器障害……………………15	恥骨・坐骨骨折……………38
睡眠導入薬…………………36	側頭動脈……………………53	恥骨スライス………………58
スクリーニング……………21		注意力障害…………………44
頭痛…………………………85	**た**	中間型インスリン…………66
ステロイド…………………76		中心静脈圧（CVP）………109
ストレス負荷………………16	退院後………………………23	虫垂炎………………………58
スルホニル尿素系薬剤……66	体温…………………………83	虫垂炎穿孔…………………14
生活環境……………………20, 36	体温管理……………………41	中枢神経疾患………………47
生活能力……………………21	体温調整機能………………32	中毒…………………………47, 62
精神科医……………………21, 42	代謝疾患……………………47, 62	超音波検査…………………106
精神変容……………………19	代謝性アシドーシス………70	腸管穿孔……………………56, 58
精神面への配慮……………21	体重減少……………………11	腸管捻転……………………58

腸間膜動脈閉塞 … 58	疼痛 … 40, 89	尿道カテーテル長期留置 … 52
長期カテーテル留置 … 128	疼痛閾値 … 14, 58	尿毒症 … 62
聴診 … 77	疼痛発作 … 13	尿濃縮機能 … 13
腸動運動低下 … 12	糖尿病 … 19, 52, 81, 89, 128	尿閉 … 13
腸閉塞 … 19, 56, 58	糖尿病性腎症 … 65	尿流障害 … 13
腸腰筋膿瘍 … 52, 128	糖尿病の既往 … 47	尿量 … 15
聴力低下 … 37, 40	頭部MRI … 100	尿路感染症 … 13, 36, 47, 50, 52, 62
直腸がん … 12	頭部外傷 … 20, 62	尿路結石 … 13
直腸診 … 57	頭部CT … 60, 79, 96, 100	尿路の形態的・機能的評価 … 13
鎮痛薬 … 128	動脈硬化 … 16	認知機能 … 20
椎間板炎 … 128	動脈硬化性疾患 … 58	認知機能傷害 … 14, 21, 23
椎間板ヘルニア … 128	動脈硬化性変化 … 16	認知機能の評価 … 23
対麻痺 … 125	特別養護老人ホーム … 114, 123	認知症 … 14, 18, 20, 32, 42, 112, 119
TIA … 78	吐血 … 16, 85	認知障害 … 44
低栄養 … 112	年のせい … 27	ネグレクト … 112
低カリウム血症 … 84, 125	突然死 … 85	寝たきり … 89
低血圧 … 85, 99	努力様呼吸 … 103	脳炎 … 47, 52
低血糖 … 19, 62, 98		脳血管障害 … 14
低血糖症 … 47, 125	**な**	脳血管性認知症 … 44
低血糖性昏睡 … 66		脳梗塞 … 16, 62, 81, 97, 98, 99, 100
低血糖発作 … 46	内臓損傷 … 39	脳梗塞後遺症 … 13
T細胞 … 50	内的因子 … 36	脳出血 … 62, 97, 99, 100
低酸素 … 71	内服 … 19	脳腫瘍 … 47, 62
低酸素血症 … 77, 89	内服管理能力 … 29	脳卒中 … 12, 62, 100, 125
Dダイマー … 90	内服薬 … 20	脳動脈瘤 … 80
デキスターチェック … 62	内服薬剤の管理 … 21	膿瘍形成感染症 … 52
電解質異常 … 62	ナトリウム … 62	乗り物を利用した外出 … 28
てんかん発作 … 62, 65, 126	軟部組織感染症 … 52	ノロウイルス … 52
転帰の決定 … 20	日常生活能力 … 28	
転倒 … 18, 34, 100	日常生活能力評価 … 28	**は**
転倒の原因 … 36	ニトログリセリン … 65, 92	
転落 … 20	入院 … 19	パーキンソン病 … 32, 65, 119
トイレ … 29	入院期間 … 21	肺炎 … 12, 18, 36, 47, 52, 62, 74, 77
頭蓋内病変 … 62	乳がん … 128	肺炎球菌ワクチン … 12
動悸 … 85	乳酸リンゲル液 … 107	排ガス … 56
橈骨遠位端骨折 … 38	尿失禁 … 13	肺がん … 128

肺気腫 …………………… 19, 65, 71	不安定狭心症 ………………… 88	ヘマトクリット ………………… 85
敗血症 ……… 47, 51, 52, 62, 67, 128	フィジカルアセスメント ……… 76	ヘモグロビン値 ………………… 11
敗血症性ショック …………… 108	フェイスマスク …………… 70, 73	ヘルパー ……………………… 101
排泄 ……………………………… 28	不穏 ………………………… 44, 45	ベルパミル ……………………… 16
肺塞栓 …………………… 74, 89	腹腔内出血 …………………… 38	ヘルペスウイルス ……………… 52
肺塞栓症 ………… 80, 88, 108	副腎機能不全 ………………… 32	変形性膝関節症 ………………… 65
バイタルサイン ……………	副腎機能不全 ……………… 119	弁疾患 …………………………… 80
28, 36, 44, 62, 70, 77, 85, 99, 105	副腎不全 …………… 62, 67, 108	ベンゾジアゼピン ……………… 36
排尿障害 ………………………… 13	腹痛 …………… 12, 19, 54, 56	便秘（便秘傾向） ………… 12, 19
漠然とした主訴 ………………… 28	腹部エコー ………………… 52, 58	便秘症 …………………… 19, 54, 58
長谷川式簡易認知評価スケール … 23	腹部大動脈瘤 …………………… 14	弁膜症 …………………………… 98
発汗 ………………… 83, 93, 103	腹部大動脈瘤破裂 ………… 56, 58	弁膜性心疾患 …………………… 85
バッグバルブマスク …………… 71	腹部膨満 …………………………… 12	房室ブロック …………………… 85
白血球数 ………………………… 51	腹部膨満感 ……………………… 56	ポータブル胸部X線 ………… 106
発熱 …………………………	腹膜刺激症状 ……………… 55, 58	歩行 ……………………………… 28
11, 18, 20, 36, 44, 47, 48, 65, 98, 128	服薬管理 ………………………… 20	勃起不全治療薬 ………………… 65
鼻カニューラ ……………… 70, 73	不顕性誤嚥 ……………………… 12	発作性心房細動（pAF） ……… 15
パルスオキシメーター ……… 64, 70	浮腫 ………………… 15, 52, 77	
バルプロ酸 ……………………… 65	不整脈 ……… 39, 65, 80, 98, 126	**ま**
判断力 …………………………… 45	不整脈監視 ……………………… 37	
反跳痛 …………………………… 55	不整脈発作 ……………………… 18	末梢血管抵抗 ………………… 15
pAF（発作性心房細動） ……… 15	不定愁訴 ……………………… 111	末梢神経障害 ………………… 125
PaCO2 上昇 …………………… 71	ブドウ糖液 ……………………… 64	麻痺 ……………………… 100, 125
BNP ……………………………… 76	ブドウ糖投与 …………………… 66	慢性気管支炎 …………………… 71
PTP 包装 ………………………… 75	不眠 ……………………………… 21	慢性硬膜下血腫 …… 14, 19, 32, 47, 119
皮下気腫 ………………………… 75	不眠症 …………………………… 36	慢性呼吸不全 ………………… 71, 74
被虐待ハイリスク群 ………… 112	ふらつき ………………………… 36	慢性心不全 …………………… 65, 74
非侵襲的陽圧換気 ……………… 72	フリーエアー ………………… 58	慢性閉塞性肺疾患 …………… 71, 75
脾臓損傷 ………………………… 39	blue toe 症候群 ………………… 16	右側胸部誘導 …………………… 95
肥大型心筋症 …………………… 80	ブルガダ症候群 ………………… 80	右季肋部痛 ……………………… 52
肥満 ……………………………… 89	閉鎖孔ヘルニア ………………… 58	無症候性高血圧 ………………… 15
冷汗 ………………………… 47, 103	Basic ADL …………………… 28	メニエール病 …………………… 99
病歴聴取 …………… 18, 19, 30, 84	閉塞性ショック ……………… 108	めまい ……………………… 96, 98
貧血 …… 11, 32, 58, 74, 84, 91, 119, 128	ペースメーカー ……………… 37, 85	免疫機能 ………………………… 50
頻呼吸 ……………………… 70, 85	β受容体遮断薬 ……………… 16, 65	網膜出血 ……………………… 112
頻脈 ……………………… 16, 85, 89	別居家族 ………………………… 40	

索引

モニター装着…………… 84	輸液………………… 19, 106	留置針………………… 39
モルヒネ………………… 92	要介護高齢者…………… 123	良性発作性頭位めまい症…… 99
問診……………… 18, 29, 57	要介護認定……………… 120	療養病床……………… 123
	養護老人ホーム………… 114	緑内障………………… 65
や	腰椎圧迫骨折…………… 128	リンゲル液……………… 39
薬剤……………………… 20	腰痛………………… 11, 128	るいそう……………… 112
薬剤処方………………… 19	抑うつ……………… 11, 21	レビー小体型認知症…… 14
薬剤投与………………… 106		老化………………… 10, 32
薬剤内服歴……………… 19	**ら**	老人保健施設…………… 123
薬剤の相互作用……… 11, 20	リウマチ性多発筋痛症…… 53	肋骨骨折………… 38, 39, 124
薬剤の副作用………………… 　　11, 19, 20, 32, 36, 37, 65, 98, 119	リザーバー（付き）マスク…… 63, 70, 73	**わ**
薬物中毒…………… 47, 62	離断症状………………… 47	ワクチン接種…………… 12
火傷…………………… 112	利尿薬…………… 36, 76, 84	ワルファリン…………… 65
有料老人ホーム………… 123	リハビリ………………… 21	
	硫化水素中毒…………… 62	

JJNスペシャル
高齢者救急
急変予防&対応ガイドマップ

- 発　　行　2010年7月15日　第1版第1刷©
　　　　　2022年12月1日　第1版第11刷
- 著　者　岩田充永
　　　　　いわたみつなが
- 発行者　株式会社 医学書院　代表取締役 金原俊
　　　　　〒113-8719　東京都文京区本郷1-28-23
　　　　　TEL 03-3817-5600（社内案内）
- 印刷・製本　アイワード

本書の複製権・翻訳権・上映権・譲渡権・貸与権・公衆送信権（送信可能化権を含む）は株式会社医学書院が保有します．

ISBN978-4-260-01131-0

本書を無断で複製する行為（複写，スキャン，デジタルデータ化など）は，「私的使用のための複製」など著作権法上の限られた例外を除き禁じられています．大学，病院，診療所，企業などにおいて，業務上使用する目的（診療，研究活動を含む）で上記の行為を行うことは，その使用範囲が内部的であっても，私的使用には該当せず，違法です．また私的使用に該当する場合であっても，代行業者等の第三者に依頼して上記の行為を行うことは違法となります．

JCOPY〈出版者著作権管理機構　委託出版物〉
本書の無断複製は著作権法上での例外を除き禁じられています．複製される場合は，そのつど事前に，出版者著作権管理機構（電話 03-5244-5088，FAX 03-5244-5089，info@jcopy.or.jp）の許諾を得てください．

＊「JJNスペシャル A to Z NURSING」は株式会社医学書院の登録商標です．

信頼性・妥当性が検証された「KTバランスチャート」を
効果的に活用するために

口から食べる幸せをサポートする包括的スキル

KTバランスチャートの活用と支援 第2版

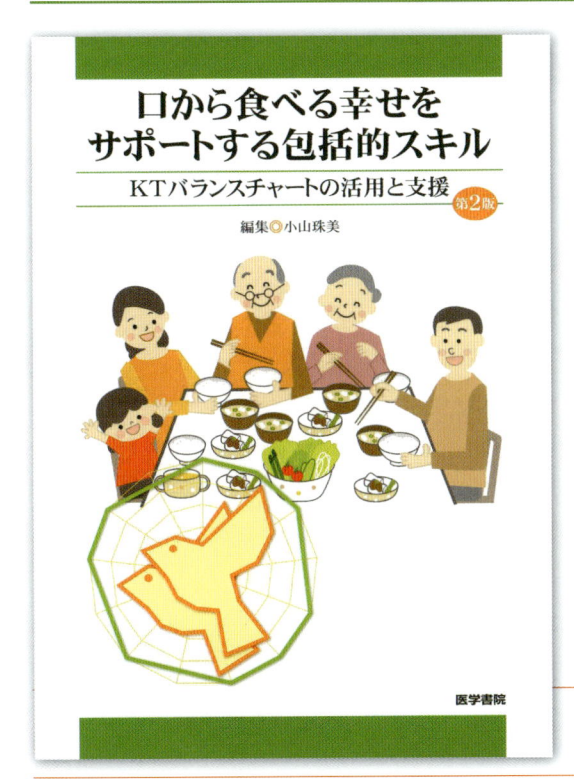

編集◎小山珠美
NPO法人口から食べる幸せを守る会理事長

「口から食べる」ために不足している部分を補い、強みや可能性を引き出すための包括的評価と支援スキルをあわせた「KT(口から食べる)バランスチャート」の信頼性・妥当性の検証を経た決定版を第2版に収載。13項目それぞれの評価方法とステップアップのための支援スキルに関する記述が充実し、活用事例もすべて新たなものに。高次脳機能障害や認知機能が低下した人へのアプローチも含めた食事介助スキルも豊富な写真で解説。

● B5 頁208 2017年 定価:本体2,800円+税
[ISBN978-4-260-03224-7]

■目次

第1章 口から食べる幸せをサポートすることの意義
第2章 口から食べるための包括的評価と支援スキル
KT(口から食べる)バランスチャートによる包括的評価／食べる意欲／全身状態／呼吸状態／口腔状態／認知機能(食事中)／咀嚼・送り込み／嚥下／姿勢・耐久性／食事動作／活動／摂食状況レベル／食物形態／栄養
第3章 食事介助スキル
基本となる食事介助スキル／個別に応じた食事介助の特殊スキル／覚醒不良へのアプローチ／むせへのアプローチ／高次脳機能障害へのアプローチ／認知機能が低下した人へのアプローチ
第4章 KTバランスチャートを活用した援助の実際例
—食べるとこんなに元気になる！
急性期／急性期〜回復期／慢性期／退院支援／在宅1／在宅2／介護保険施設
第5章 食べるメカニズムとその働き

医学書院
〒113-8719 東京都文京区本郷1-28-23 ［WEBサイト］http://www.igaku-shoin.co.jp
［販売部］TEL:03-3817-5650 FAX:03-3815-7804 E-mail:sd@igaku-shoin.co.jp

高齢者ER レジデントマニュアル

「高齢救急患者特有の診療・マネジメント」のコツを余すところなく注ぎ込んだ1冊

執筆 増井伸高　札幌東徳洲会病院救急センター部長

■本書の特徴

「成人と高齢者は鑑別が異なる。マネジメントも異なる。高齢者は評価に時間がかかる」——。そんな悩みを抱える若手医師に向けて、本書は1) 成人との比較論でない高齢者の特徴、2) 診断できなくても結局どうするか、3) 高齢者でも短時間で評価が可能なテクニックを解説した。救急搬送が年間1万台のERで研修医と日々奮闘している筆者が「高齢救急患者特有の診療・マネジメント」のコツを余すところなく注ぎ込んだマニュアル。

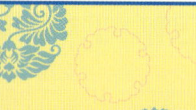

- 成人と高齢者は鑑別が異なる
- 成人と高齢者はマネジメントも異なる
- 高齢者は評価に時間がかかる

それでも65歳以上の急患を診る

● B6変型　頁298　2020年
定価：3,960円（本体3,600円＋税10%）
[ISBN978-4-260-04182-9]

目次

PART1 症候のWork up
1. 高齢者ER診療の基本
2. せん妄（元気がない，いつもと違う，動けない）
3. 意識障害
4. ショック
5. 呼吸苦・低酸素血症
6. 気道・呼吸管理（NPPV，挿管，人工呼吸器）
7. 発熱・感染症
8. 失神・転倒
9. 胸痛・循環器疾患
10. 麻痺・脳血管障害
11. 痙攣
12. めまい
13. 嘔吐
14. 吐血・下血
15. 腹痛
16. 外傷初期評価
17. 頭頸部外傷・顔面外傷
18. 腰痛
19. 股関節痛
20. 四肢外傷（主に転倒に伴うもの）
21. 創傷処置
22. マイナーER（外傷以外）
23. アルコール関連疾患
24. 心肺停止

PART2 検査異常への対応
25. 検査オーダーのタイミング
26. 血液ガス検査異常
27. 血算・凝固検査異常
28. 電解質異常
29. 血糖値異常
30. 肝機能検査異常・腎機能検査異常
31. 心電図異常

PART3 ルーチンワークと方針決定
32. 薬剤評価・ポリファーマシー
33. 生活環境評価・介護保険
34. 入院・帰宅の方針決定

医学書院
〒113-8719　東京都文京区本郷1-28-23　[WEBサイト] http://www.igaku-shoin.co.jp
[販売・PR部] TEL:03-3817-5650　FAX:03-3815-7804　E-mail:sd@igaku-shoin.co.jp

最期まで患者の望む時間を提供するために。
緩和医療スタッフ必携の書、

改訂！

次々に起こる症状への対応、予後予測、ACP、家族のケア、リハビリテーション……、最期まで患者の望む時間を提供するために、何をするのか。エビデンスをアップデートしつつ、経験も重視して、より実践的に改訂。病棟でも外来でも在宅でも、がんでも非がん疾患でも、すべての患者の苦痛緩和をめざす医療スタッフに必携の書！

● B6変型　頁536　2022年
定価：**3,960**円（本体3,600円＋税10%）
[ISBN978-4-260-04907-8]

緩和ケア レジデントマニュアル　第2版

監修
森田達也　聖隷三方原病院副院長・緩和支持治療科
木澤義之　筑波大学医学医療系緩和医療学教授

編集
西　智弘　川崎市立井田病院腫瘍内科部長
松本禎久　がん研究会有明病院緩和治療科部長
森　雅紀　聖隷三方原病院緩和支持治療科部長
山口　崇　神戸大学医学部附属病院緩和支持治療科特命教授

目次
第1章　緩和ケアの基礎知識
第2章　症状の緩和
　　　　痛みの緩和／身体症状の緩和／
　　　　精神症状の緩和／鎮静
第3章　非がんの緩和ケア
第4章　様々な状況での緩和ケア
付　録

医学書院
〒113-8719　東京都文京区本郷1-28-23　［WEBサイト］https://www.igaku-shoin.co.jp
［販売・PR部］TEL:03-3817-5650　FAX:03-3815-7804　E-mail:sd@igaku-shoin.co.jp

これまで"経験知""臨機応変"としか語られてこなかったものが、学べる！教えられる！

在宅ケアのための 判断力トレーニング
訪問看護師の思考が見える

清水奈穂美 著

訪問看護師の思考が見える

在宅ケアのための
判断力
トレーニング

清水奈穂美

何を見て、何を考え、どう道筋をつけているのか。
命と暮らしを守るプロフェッショナルの思考過程を深く読み解く！

医学書院

- A5　頁160　2022年　定価：2,200円（本体2,000円＋税10％）
[ISBN 978-4-260-04887-3]

目次

Prologue 訪問看護師に必要な「判断力」とは

Chapter1 訪問看護師の思考プロセス
- [Step❶] 手がかりを感じ取る力
- [Step❷] 見えないことを推論する力
- [Step❸] 考えを言葉にする力
- [Step❹] 余計なことをしすぎない力
- [Step❺] 最善解を導く意思決定の共有
- [Step❻] 多職種と共に導く最善解
- [Step❼] 倫理的葛藤に向き合う意思決定
- [場面別] 判断が必要な場面と思考プロセス

Chapter2 判断力を鍛える方法
1. 臨床推論
2. 臨床判断モデル
3. Stop and Think

Chapter3 自律的な学びを支えるもの
1. 認知バイアス
2. リフレクション
3. 心理的安全性とアンラーニング

医学書院　〒113-8719　東京都文京区本郷1-28-23　[WEBサイト] https://www.igaku-shoin.co.jp
[販売・PR部] TEL：03-3817-5650　FAX：03-3815-7804　E-mail：sd@igaku-shoin.co.jp

ユマニチュード入門

本田美和子＋イヴ・ジネスト＋ロゼット・マレスコッティ

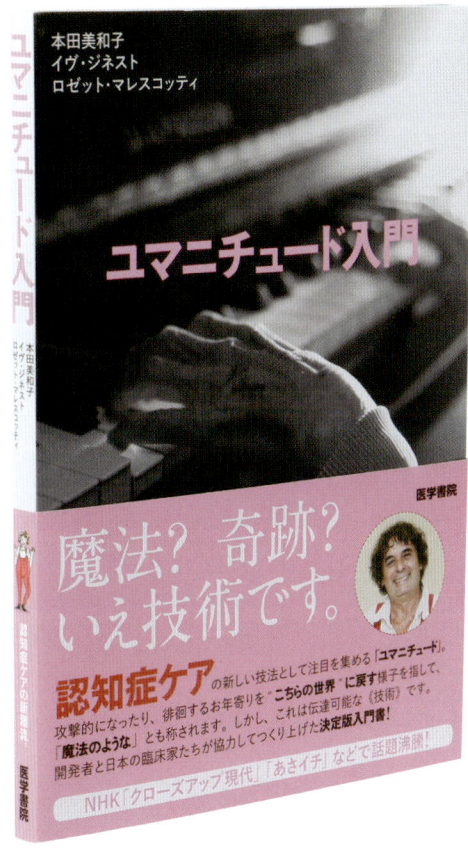

この本には**常識**しか書かれていません。
しかし、常識を徹底させると**革命**になります。

認知症ケアの新しい技法として注目を集める「**ユマニチュード**」。攻撃的になったり、徘徊するお年寄りを"**こちらの世界**"に戻す様子を指して、「**魔法のような**」とも称されます。しかし、これは伝達可能な《技術》です。開発者と日本の臨床家たちが協力してつくり上げた**決定版入門書**！

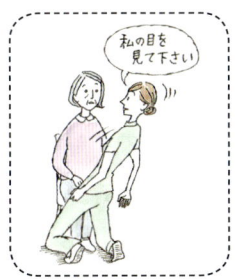

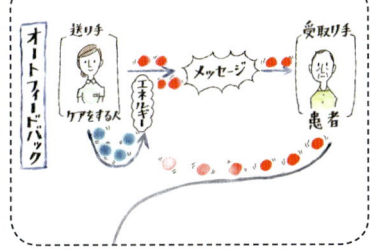

● A5　頁148　2014年
定価：本体 2,000 円＋税　[ISBN 978-4-260-02028-2]

「見る」
ただ見るのではなく、相手の視線をつかみに行きます。

「話す」
話題がないときでも、会話が続く方法があります。

「触れる」
飛行機の離陸・着陸のように触れましょう。

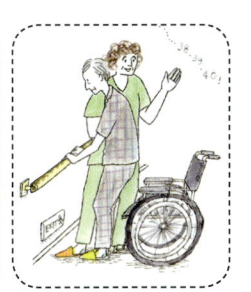

「立つ」
40秒立てれば、寝たきりは防げます。

〒113-8719　東京都文京区本郷1-28-23
医学書院
[販売部] TEL：03-3817-5657　FAX：03-3815-7804
E-mail：sd@igaku-shoin.co.jp　http://www.igaku-shoin.co.jp　振替：00170-9-96693

携帯サイトはこちら

写真と動画で臨床看護技術の習得をサポート！

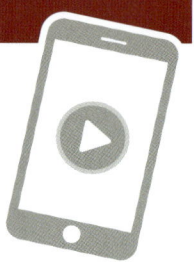

できる看護技術
[Web動画付]

[監修] 虎の門病院看護教育部
[著] 福家幸子 虎の門病院看護部次長（教育担当）
　　 山岡　麗 虎の門病院混合病棟チーフナース
　　 千﨑陽子 虎の門病院看護教育部チーフナース

虎の門病院看護教育部で撮影・制作した美しい写真＋動画付き（PCやタブレット、スマホでの視聴可）解説書。"もう一人の先輩"として、臨床看護技術の習得をサポート。

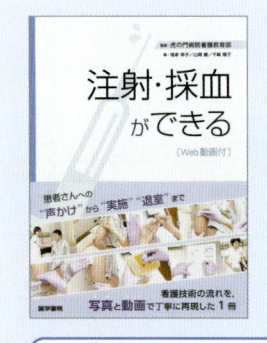

注射・採血ができる [Web動画付]

事故防止の注意点はもちろん、患者への声かけからシリンジの持ち方、観察の要点まで、丁寧なコツと知識が満載。

●B5 頁144　2015年　定価：本体2,100円＋税
[ISBN978-4-260-02211-8]

サンプル動画 配信中！ ▶Youtube
http://www.igaku-shoin.co.jp/usage/chusha_toranomon.html

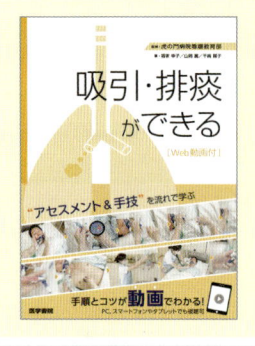

吸引・排痰ができる [Web動画付]

吸引実施に必要な呼吸器周辺のフィジカルアセスメントの流れやポイントから、実施時の事故防止の注意点まで、丁寧なコツと知識が満載。

●B5 頁128　2015年　定価：本体2,000円＋税
[ISBN978-4-260-02390-0]

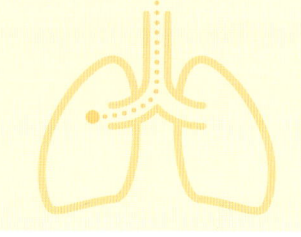

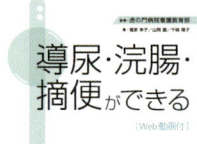

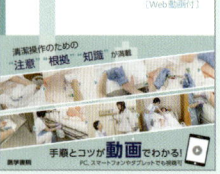

導尿・浣腸・摘便ができる [Web動画付]

感染防止・事故防止のための注意点はもちろん、患者への声かけからカテーテルの持ち方、観察の要点まで、丁寧なコツと知識が満載。

●B5 頁128　2015年　定価：本体2,000円＋税
[ISBN978-4-260-02391-7]

医学書院
〒113-8719 東京都文京区本郷1-28-23
[販売部] TEL：03-3817-5657　FAX：03-3815-7804
E-mail：sd@igaku-shoin.co.jp　http://www.igaku-shoin.co.jp　振替：00170-9-96693

携帯サイトはこちら